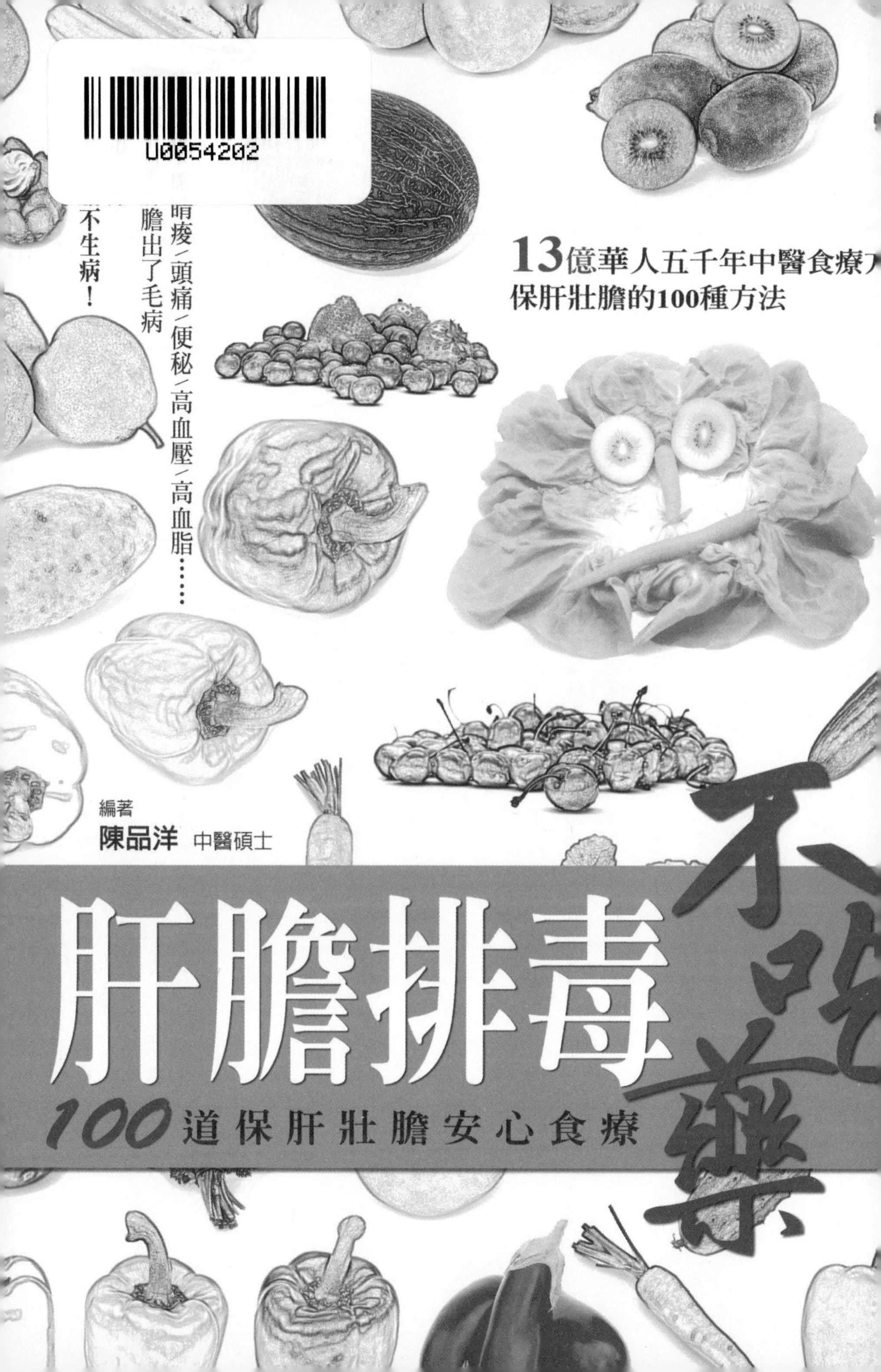
U0054202
不生病！
晴瘦/頭痛/便秘/高血壓/高血脂……
膽出了毛病
13億華人五千年中醫食療
保肝壯膽的100種方法
編著
陳品洋 中醫碩士
肝膽排毒
不吃藥
100道保肝壯膽安心食療

目錄 Contents

Part 01

肝生病了，但肝不說──肝的十二種危險警報，你中了幾項？

Part 02

美麗之前，先愛肝——這樣吃，顏值爆表

Part 03

50歲以上必學！預防高血脂、肝硬化、白內障調養食療方

Part 04

不只結石，還會產生許多惱人症狀！
五大法則，遠離膽囊困擾！

【編審序】

擁有健康肝膽，就有了健康人生

陳品洋 中醫碩士

肝者，將軍之官，謀慮出焉。膽者，中正之官，決斷出焉。

——《黃帝內經．素問．靈蘭秘典論》

肝膽相照，身體的護衛大臣

根據上古醫典《黃帝內經》所闡述的臟腑箴言，換成現代說法來看，肝是指揮官（大將軍），膽是執行長CEO，如果謀慮少（肝失調），莽撞行事，逞匹夫之勇，容易敗陣而歸，如果缺膽識（膽失衡），拖泥帶水，不乾不脆，喪失先機，同樣難成大局。

「主明而下安」，心緒穩固，身靜人安，不僅適用於治理天下，人體養生亦同此道。因此，想要保衛身體的穩固和安全，就要護肝壯膽。

肝藏血，五臟六腑之本

中醫常說：「怒傷肝，肝本藏血，肝怒而不藏。怒則氣逆，甚則嘔血及飧泄。」西醫臨床上也證實，憤怒情緒容易啟動交感腎上腺髓質系統，導致肝臟缺血、缺氧，甚至衍發病變。

「肝藏血，主疏泄」，肝臟所藏的血液，有如兵卒部隊資源，具有養魂、柔筋、充目、華爪，維持人體視覺、運動、精神情志的作用。

擔任陣前護守大將軍的肝臟，御兵用卒，隨時對抗入侵的有害物質，平時應休生養息，愈是亂吃東西、沒有好好休息，最先遭殃的就是——肝。

此外，肝在病理上易干犯他臟，肝若出了問題，連帶的心、肺、脾、胃、腎都會受到影響，導致五臟六腑皆病，故有「肝為萬病之賊」一說。

西醫學上，肝臟與神經、內分泌系統密切關聯，一方面肝臟接受神經及內分泌系統雙重調控，交感、副交感神經末梢分布於肝血管及肝細胞上，調節肝血管舒縮及肝細胞活動。

肝臟的微循環、血流量、膽汁分泌，和物質代謝等功能，皆有賴荷爾蒙的調節。

另一方面，肝臟本身即是一個內分泌器官，分泌多種荷爾蒙，對其他靶組織具有廣泛調節作用，荷爾蒙的運轉代謝和排泄，也由肝臟執行。

根據中醫病理辨證，無論肝鬱、肝虛、脾虛、肝陽化風，皆屬神經內分泌功能混亂，因此可知，肝臟與交感、副交感神經、內分泌系統的雙向影響，可謂牽一「肝」動全身。

膽通心，主宰精氣神

中醫指出：「膽氣通於心！」心主宰人的精氣神，膽則起關鍵性的決斷作用，因此，剛好應證了「心驚膽跳」的成語，膽心相連，若是膽囊不慎發炎，將導致膽氣內鬱，連帶使精血虧虛、心血凝滯，引發一連串「膽心綜合症候群」，諸如心悸、心絞痛、心律不整，以及心肌梗塞等。

此外，《黃帝內經．素問．奇病論》：「肝者中之將也，取決於膽。」也說到肝主謀慮，還需膽協助作決斷。

「膽附於肝，相為表裡，肝氣雖強，非膽不斷，肝膽相濟，勇敢乃成。」肝與膽的功能相互結合，相互為用，人的精神意識才有正常表現。如果肝膽功能不協調，或是膽氣虧虛，則易致生病變。

以西醫角度加以印證，肝細胞分泌膽汁，膽汁排泌過程，受到神經、體液、腸肝循環三方面影響，因此肝膽在病理上，實為交互牽涉。

人體臟腑彼此間關係密切，不得相失，想要改善病兆，並非單一治療某一臟腑，養生思維須兼顧整體調理。

「膽為少陽春生之氣！」養肝不忘護膽，因為有了春生之氣，精氣神充足具備，萬物得以蓬勃生長，人體得以健康舒展。

對症療方，掌握預防先機

美國約翰霍普金斯大學（The Johns Hopkins University）生物物理博士王唯工教授，該研究團隊發現，當心臟打出能量，共振頻由低向高產生，器官經絡也一個個長出來，就好比音樂理論中諧波產生的現象。而且，以「第一諧波」肝的能量最大，並依序遞減（腎、脾、肺、胃、膽、膀胱、大腸經）。

因此，藉由物理學的科學論證，證實肝的「藏血」，同時身為最大能量器官的重要地位。

本書根據醫理歸納辨症相關證型，當身體的濕邪與熱邪混雜，即稱為「濕熱」，當肝膽有了濕熱之症，自然影響膽汁的正常排泌，同時造成肝的疏泄功能失調，引發一連串的機能障礙，包括脾的運化、胃的通降等。

為了讓讀者能夠預防先機，掌握身體的症狀和疾病起源，特別從「症狀」入手，提供查找比對，可以輕易一窺臨床案例和致病源由，「找出病根」所在，以及相應的「對症食療」。

同時，歸納「肝臟自我檢測指南」，方便讀者自行測驗，了解身體的臟腑是否出了狀況！「觀病於微」，抓出禍害，對症療方，才然能夠治根固本。

養肝強膽，食療是答案

食氣入胃，散精於肝，淫氣於筋。食氣入胃，濁氣歸心，淫精於脈。

——《黃帝內經．素問．經脈別論》

現代人生活習慣不佳，熬夜、飲食不潔，或過於鹹辣酸油膩，再加上工作、家庭、社會壓力影響情志不穩，導致臟腑病變、身體疲倦、食慾減退、噁心頭疼，最後演變成肝膽發炎、硬化、結石、癌症等。

筆者一路鑽研中醫，深知醫理博大精深，從古書典籍探索得知：應天（人體相應大自然，人有四肢天有四季），順時（順應節氣生發收藏的情志活動），再搭配適宜食療（去邪補不足），這是《黃帝內經》最重要的養生明示，也是養護肝膽之不二法門。

「食治優於藥治」，自古以來受到歷代醫家推崇，食膳營養力，正是長養臟器的最佳方式。

就中醫角度來看，肝炎起於「疏泄」不暢，膽病起於「通降」受阻，加上長期飲食無度，濕熱內生，損脾傷肝，造成肝膽脾胃不和，才致生發炎機轉。

其實，只要好好調理飲食，加上適當運動，發抒情緒和作息，達臻——柔肝養血、利膽化鬱，有了肝膽相「罩」，自然身強體健。

本書結合臨床實務和醫理辨證，藉由簡單易懂、料理方便、輕鬆快學的食材湯膳，盼能為讀者所用，幫助大眾找回健康。

養膽可回春，護膽助心肝，現在起，一起加入固肝強膽的行列！

聲明

關於本書提供的食療湯膳，僅供讀者平日養生參考使用；因此，若身體已有明顯病兆，應積極尋求相關科別的醫師諮詢，才能對症而癒。

你累了嗎？好肝自我檢測——疲憊、美肌、活力

肝臟自我檢測指南

肝是沈默的器官，在你不知道的時候，它就默默的生病了。想知道肝臟是否出了狀況，又該如何吃才能恢復健康？想想看，以下的症狀中了幾個？說不定，你的肝已經默默抗議，該好好照顧它了呢！

檢測方式：

1、近一至三個月，若有出現各項症狀，請打「V」。
2、一個「V」得一分，各區勾選完後統計分數。
3、分數越高，代表越需要好好呵護你的肝喔！請依指示食膳，每天持續不懈，好好保養呀！

一、肝的疲憊指數

□ 最近比較煩，一點小事就爆氣
□ 工作做不完，加班熬夜是常態
□ 一開口就嚇死人，口乾舌燥有苦味、口臭好嚴重

□上班哈欠哈不停，超倦怠

□眼睛乾澀，快要睜不開

□沒喝酒但是臉紅紅

□蹲下去頭暈目眩

□心臟砰砰跳，快不能呼吸了！

□天氣熱，什麼都吞不下啊

□大便先生，可以快點出來嗎？

□耳朵裡面腫腫痛痛

□姐不是懷孕，姐只是胖

□夜夜做夢睡不好

□雙手手心潮熱，人稱太陽手

▲分數統計：＿＿＿＿

疲憊指數：□A（1至3分）　□B（4至9分）　□C（10至14分）

A級

看起來你的肝很愉快的工作喔，請繼續保持！

你可以這樣吃：

枸杞茶：抗疲勞、降血糖、降血脂、提高免疫力。P.61

鮮蔬紅杞拌麻油：明目護肝，滋補養陰。P.65

B級

你的肝有點疲累，再這樣下去就會出狀況喔！

你可以這樣吃：

清肝茶：廣鬱金、炙甘和蜂蜜可清熱解毒，消解肝火。P.58

蜂蜜虎杖根：提升肝臟疏泄功能，同時健脾開胃。P.58

C級

天呀，你可能要爆肝啦！趕緊找尋合適醫師詳細診療，或藉由中醫食膳，讓肝補補元氣吧！

你可以這樣吃：

枸杞首烏燉烏雞：枸杞清肝明目，何首烏補肝腎、助陰元，瘦肉促進機體生血。P.61

天麻紅棗燉土雞：平肝息風、補肝益腎。P.68

二、肝的美肌指數

□雀斑小姐，你好
□不只是，乾妹妹
□別招惹大姨媽快來的女人
□最討厭好朋友遲到！
□我不胖，我只是腫
□天啊，怎麼頭髮掉這麼多！
□我不老，我是少年白
□好暈噢，怎麼全世界都在動啊
□當女人是辛苦的，每個月都要痛一次
□嗨，抬頭紋

▲分數統計：＿＿＿＿＿＿

疲憊指數：□A（1至3分）　□B（4至7分）　□C（8至10分）

A級

美肌指數很高喔！請繼續保持你的美麗。

你可以這樣吃：

山楂蜂蜜飲：活血化瘀、消食健胃。P.115

枸棗湯：滋陰補血。P.122

B級

美肌指數不太OK，不保養的話老得很快喔！

你可以這樣吃：

枸杞燉雞肝：滋陰補血，補肝益腎。P.123

蠔油香菇菜心：健脾益胃，清熱解毒。P.127

C級

噢不！你的肌膚……，快快服用中醫食療方，找回流失的年輕！

你可以這樣吃：

玫瑰燴羊心：疏肝解鬱，臉色紅潤。P.120

當歸煲老母雞：暖宮調經，補血活血。P.121

三、肝的活力指數

□我的肝正被脂肪包圍著
□甲狀腺一直都很大啊
□做人一直不成功
□更年期好焦慮
□眼前是朦朧的美，什麼看不清楚啊
□三不五時黃湯下肚，是應酬所必須
□眼前白花花，不是雪是白內障
□生寶寶了，奶水不足怎麼辦？
□醫生說我血脂太高
□一梳頭，頭髮大把大把的掉

▲分數統計：＿＿＿＿

疲憊指數：□A（1至3分）　□B（4至7分）　□C（8至10分）

A級

你的肝還很年輕呢！要繼續保持活力喔！

你可以這樣吃：

麥香紅棗飲：和肝氣，養心氣，補養心肺。P.181

護眼蔬果飲：養肝明目，促進眼球血路暢通。P.183

B級

你的肝臟年華老去，要想辦法回春囉！

你可以這樣吃：

枸杞鮮粥：消除疲勞，促進血液循環，防止細胞衰老。P.182

番茄蘿蔔豆腐煲：疏肝解鬱，活血去淤。P.176

C級

你的肝老摳摳了喔，這樣不行！趕緊找尋合適中醫詳細診療，調肝養膽，找回健康。

你可以這樣吃：

蟲草煲鮮鴨：補肝護心，滋補脾胃，恢復體力。P.176

冰糖河蚌靈芝飲：消脂降壓，改善肝功能。P.175

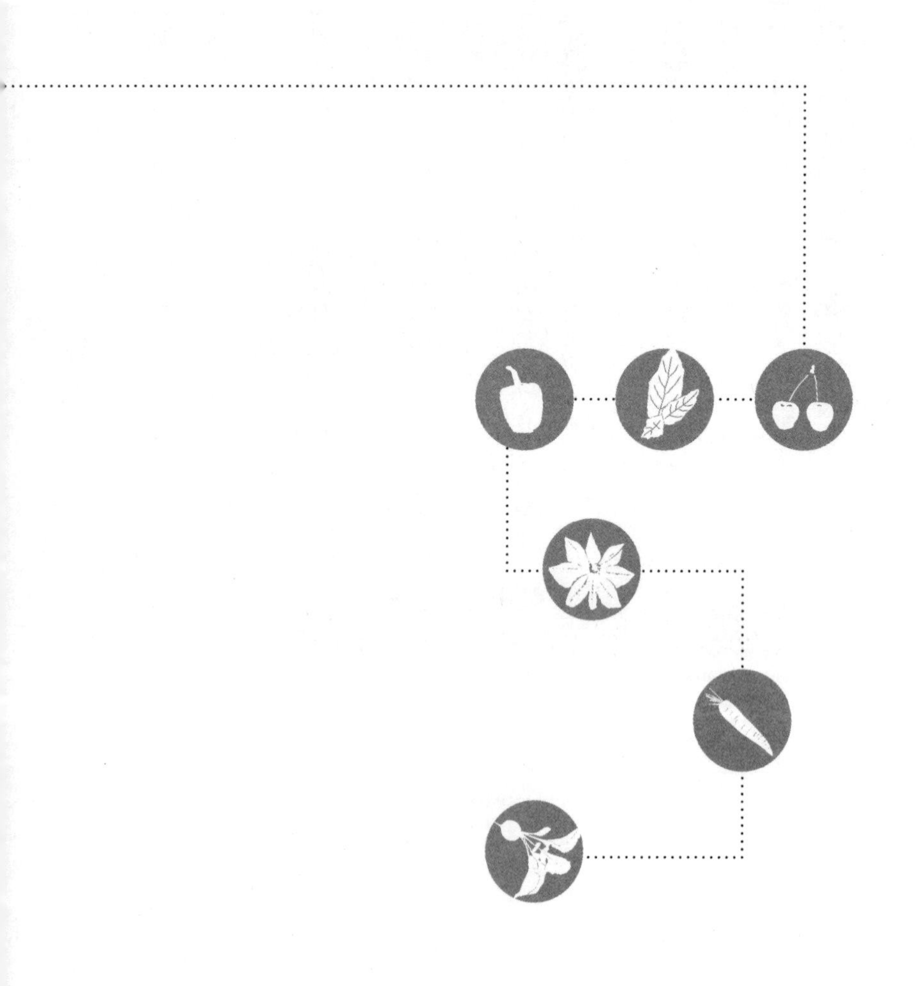

Part 1 肝生病了，但肝不說

肝的十二種危險警報，你中了幾項？

面對台灣「國病」——肝病，你可以不必過度恐懼！

肝炎起於「疏泄」不暢，加上飲食無度、濕熱內生，損肝傷脾，造成肝膽脾胃不和，才會致生肝發炎。

「食治優於藥治」，一向是中醫提倡的觀點，食膳營養力，正是長養臟器的最佳方式。

01 發燒、腹瀉、肌肉痠痛，原來是肝有問題？

台灣「國病」——肝病，只要及早治療肝發炎，
就能免除肝硬化和肝癌風險。

百病生於氣也。
怒則氣上，喜則氣緩、
悲則氣消，恐則氣下……

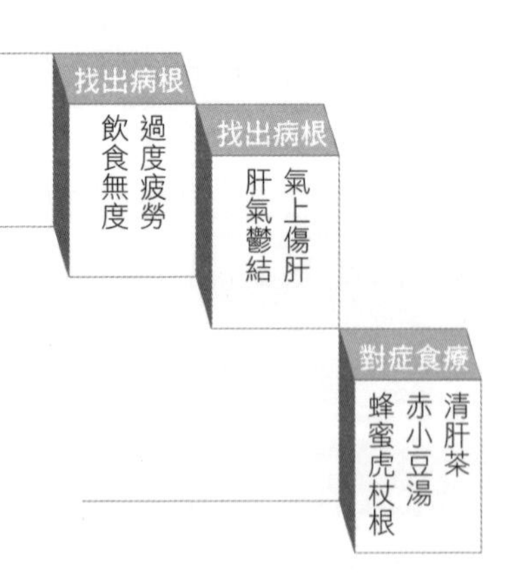

發炎，肝臟的危險警報之一

「風—火—大，你是否常常鬧脾氣？」情緒一上來，火氣跟著無限狂飆！

中醫指出，肝主疏泄、藏血，「養陰派」朱丹溪《格致餘論・陽有餘陰不足論》記載「主閉藏者腎也，司疏泄者肝也，二藏皆有相火，而其系上屬於心。」由此可知，怒則傷肝而相火動，可見情緒也是導致發炎的關鍵起因。

如果有肝功能相關病症，極可能有易怒情形，不可不慎。

養肝，對症才是王道

《黃帝內經》：「百病生於氣也。怒則氣上，喜則氣緩，悲則氣消，恐則氣下，寒則氣收，炅則氣泄，驚則氣亂，勞則氣耗，思則氣結，九氣不同，何病之生？」傳承自老祖先的養生智慧，七情過激，致生氣機紊亂，唯有心平氣靜，生理上的種種病徵自然不藥可癒。

同時，為能使肝臟順利排毒，最好養成正常作息，每天最晚十一點前入睡，切勿熬夜、過度勞累。

除了情緒、過勞會影響肝功能，還有許多因素會引發肝炎，像是病毒、寄生蟲等，當人體肝細胞受到破壞，加上肝氣鬱結，就容易使毒素難以排出。

養肝，對症才是王道！一般常見的病毒性肝炎有A、B兩型，此外還有C型、D型、E型等，根據臨床經驗，急性肝炎在病後六個月才能完全康復，此時不可過勞，保持心情樂觀，適當運動，藉由食養更能有效幫助肝臟活化。

病毒性肝炎分型

	傳染途徑	可能出現的症狀
A型	口腔	發燒出汗，伴隨噁心、腹瀉、畏寒和肌肉痠痛。
B型	體液（血液）	發熱、食慾不振、腹痛、腹瀉、黃疸等。
C型	體液（血液）	初期症狀不明顯，可能發燒、腹痛、黃疸等。
D型	體液（血液）	症狀與B型類似，且只發生在B型帶原者身上。
E型	口腔	感到疲倦、噁心、嘔吐、黃疸等。

※根據台灣醫療研究團隊追蹤二十年發現，C肝患者不但罹癌率高，死亡率也高，大幅增加肝臟的併發症，同時非肝臟器官罹癌風險也增加，舉凡腦血管病變、腎臟病、糖尿病等風險，一旦肝有發炎症狀，切勿掉以輕心！

中醫
養肝法

春天宜養肝，五大食養上桌

肝屬木，春也屬木，因此肝與春氣相通，這個季節正是養肝排毒的好日子！明治時代軍醫——石塚左玄《食養道歌》提出的飲食指南：「春季宜苦」、「夏季多醋」、「秋季宜鹹」、「冬季多油」。

- 糙米：修復肝細胞。
- 堅果：養肝血、疏肝理氣。
- 韭菜：潤腸養肝
- 春筍：滋陽補肝。
- 奇異果：幫助肝代謝、造血和過濾。

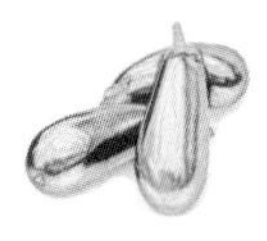
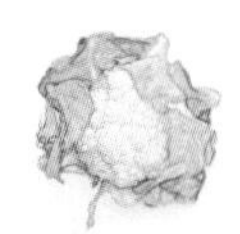

02

嘴巴好臭，怎麼辦？只要吃這個，保肝讓口氣清新！

不讓肝順利排毒，只好用強烈的口臭提醒你。

肝鬱則犯胃，脾胃不調，
氣滯而生胃熱，
上行至口，就是口臭。

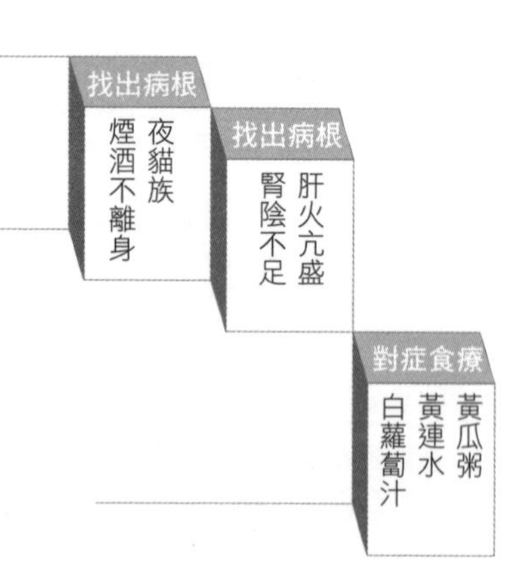

口臭，肝臟的危險警報之二

「矮額，這是什麼氣味？」常常在不知情之下，開口嚇壞旁人，多少影響了人際關係。口臭不是病，臭起來要人命！當口中散發出讓自己尷尬、令別人厭煩的難聞味道，通常都反映出肝臟的發炎症狀。

肝火亢盛、腎陰不足，加上晚睡、菸酒不離身，錯失肝排毒的最好時機，從而使體內毒素積聚，無法外排而致生口臭。

養肝，對症才是王道

「你也有一張口，臭蟲全部掉出來的困擾？」

「可是不熬夜不上火，卻患有口臭，這是為什麼？」

「拜託了，中醫師！」身為B肝帶原，劉明經常感到口苦、口臭、精神不振，也伴有掉髮、臉色蠟黃、眼睛混濁等現象，因此求問中醫師，想要清肝排毒，就得從柔肝養血做起。

除此之外，因為熬夜、吃氣味濃重刺激的食物（如蔥蒜料理、麻辣鍋、抽菸等），都可能引發短暫性口臭，但若是胃功能受寒邪所困、燥火旺盛，就算沒有以上惡習，也可能形成口臭。此外，胃部患有幽門螺旋桿菌感染，導致大量氨氣上竄於口。

想要終結口腔惡臭，從食療下手才能對症根治，舉凡利水祛濕、消腫解毒的食材，平日宜吃清淡食物。

同時留意口腔清潔，舌苔上殘留的食物殘渣，經由細菌分解之後會釋放硫化物，同時加重口臭，因此刷牙時要連同舌頭一起刷，讓自己清新宜人。

中醫養肝法

三招超神效，讓人終結口臭！

中醫說，肝鬱則犯胃，脾胃一旦不調，脾胃則氣滯，最後形成胃熱，腐濁之氣上行至口，就是口臭。每日喝一杯黃連水，半個月左右，就能夠根除幽門螺旋桿菌，還你清新好口氣。

- 黃連：可清胃熱、瀉胃火，同時有著強勁的抑菌作用。
- 黃瓜：有清熱解毒、瀉火滋陰之效。
- 白蘿蔔：可治胃熱之症，幫助順氣，促進腸胃蠕動。

善用食物幫全身臟器注入氧氣，疲勞 OUT ！

03

疲憊是一種病？枸杞茶能量滿滿！

氣可充，血可補，陽可生，陰可長。
枸杞能強筋健骨，
也是身體的清道夫。

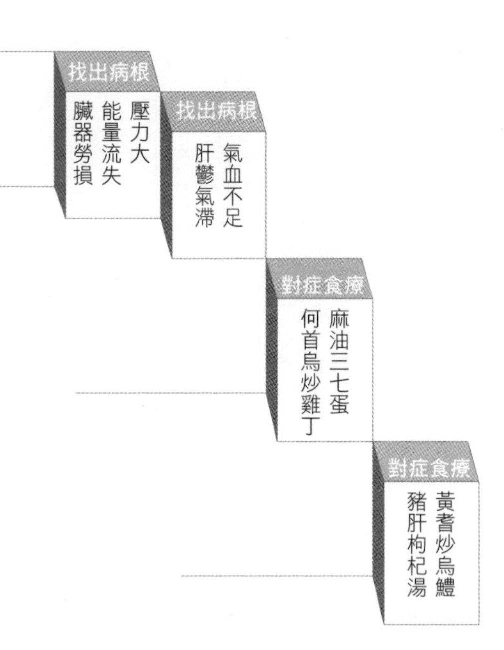

倦怠，肝臟的危險警報之三

「ㄚ，好累ㄛ——」

「疲累，竟然成了一種流行病？」

卡通版的蛋黃哥，總是隨地而趴，看起來頗療癒人心，然而，當我們實際上成為「蛋黃哥」（黃疸乏力症狀），卻是一點也開心不起來。

身體長期負荷過重，各個臟器相對地都會出現勞損，只要免疫力稍微下降，症狀就會被激發出來。當肝鬱氣滯、氣血不足，最後引發臟器發炎，怎麼可能不感到勞累呢？

養肝，對症才是王道

俊明是名業務，為了賺取高額獎金，只好夜夜陪客戶應酬，希望能爭取更多的績效和業績，長期飲酒無度、加班晚睡，導致身體機能衰退，近日上班不免哈欠連連、筋骨痠疼，倦怠感直線上升。

現代人隨著工作壓力的不斷加大，應酬、飯局不斷增多，罹患慢性肝炎比例有加高的跡象。菸酒過多，容易導致男性肝臟積累毒素、肝氣鬱結和濕毒內蘊，不利於肝臟疏泄功能的發揮，久而久之則影響身體的排毒機能，因此，調養肝臟是現代人不可忽視的一件大事。

《神農本草經》評價枸杞子：「久服堅筋骨，輕身不老，耐寒暑。」《本草匯言》說枸杞：「氣可充，血可補，陽可生，陰可長。」由此可知，枸杞具有增強筋骨，供給肝醣能量的功效。因工作疲勞者，可嘗試連續飲用枸杞茶，讓枸杞多糖、氨基酸等「清道夫」，幫忙清除體內的垃圾。

清代名醫趙學敏《本草綱目拾遺》：「人參補氣第一，三七補血第一」，提出三七補血之效。《開寶本草》記載何首烏可以「長筋骨，益精髓，延年不老」，以上幾味食材加以調配，有助人體肌血再生、養肝固氣，找回精氣神。

中醫
養肝法

疲勞小剋星——枸杞

枸杞，有抗疲勞、降血糖、降血脂的輔助功效之外，還可以提高免疫力。工作過度消耗能量，產生大量代謝產物，是導致疲勞的重要原因。因此，飲用枸杞茶，能加快清除體內代謝產物的速度，消除工作疲勞，不失為紓解壓力的好方法。

目開竅自肝，眼睛黃濁、充血，小心肝炎爬上眼！

04

用「這個」，護肝又養眼

**肝竅於目，唯有清肝，
雙目才能明亮又清澈。
愛護眼睛，平日不當低頭族。**

找出病根
肝血不足
肝經風熱
肝功能不良

對症食療
鮮蔬紅杞拌麻油
玉竹枸杞牛肉湯

對症食療
枸杞葡花茶
枸參鴿蛋湯

濁眼，肝臟的危險警報之四

「肝血不足，也會感到眼睛痠澀？」

「肝經上通兩目，眼目蒙昧污濁，正是肝出了問題！」

中醫理論說：「肝竅於目。」唯有清肝，才能明目。基本上有助護肝的藥材，都有明目功效，舉凡枸杞、決明子、菊花、何首烏泡茶飲用等，都可以減緩不適症狀。

養肝，對症才是王道

「天啊！我怎麼視力模糊了？」上班用電腦、下班看 i-Pad，不時還要滑手機，和好友即時通訊，長期下來，小敏竟然發現視力越來越模糊，而且有明顯的紅腫、充血、乾澀和疼痛症狀。後來，經過診斷後才得知肝臟有輕微發炎症狀。

「從眼睛就可以看出一個人有沒有肝病！」肝主筋，開竅於目，其華在爪，因此若有肝血不足、肝經風熱的情況，就可能會造成眼睛痠澀、指甲黯淡的徵象，就是要提醒我們——小心肝已經在發脾氣了！

除了藉由「養眼茶飲」、「怡目食膳」，減少過度用眼，不要緊盯螢幕，適度讓眼睛休息，才是長養靈魂之窗的好作法。

中醫
養肝法

快樂養生動一動：護眼按摩操

肝，人體重要的營養器官、解毒工廠。唯有讓眼睛好好的休養，肝臟也才能得到妥善的歇息。

• 上班時：

雙手交疊，摩擦生熱，再合掌貼於雙目之上，反覆數次，再輕輕按壓睛明穴、太陽穴、承泣穴等，並閉目五分鐘，緩緩睜眼，先依順時鐘轉動眼球，再依逆時鐘轉動眼球，各五回。上班族可於用電腦後，休息時間立即實行護眼操。

• 回家時：

睡前以熱毛巾敷眼，反覆數次，每日大約十分鐘即可。

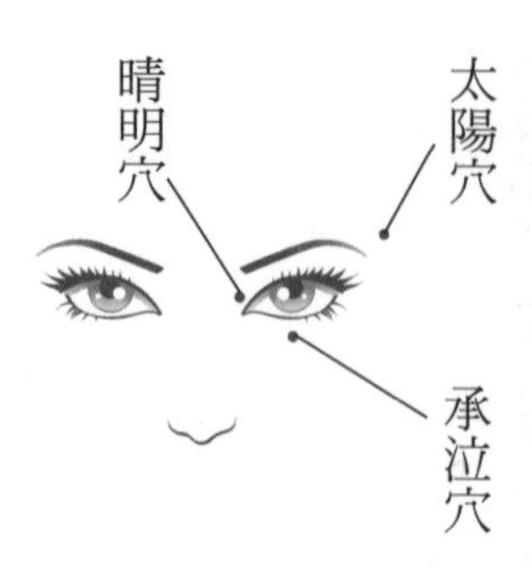

養肝先養胃，脾胃失靈，再多補品都發揮不了作用！

05 暈眩注意！吃這些就對了

**健脾開胃，通經活血，
肝風息了，
自然頭不暈，目不眩。**

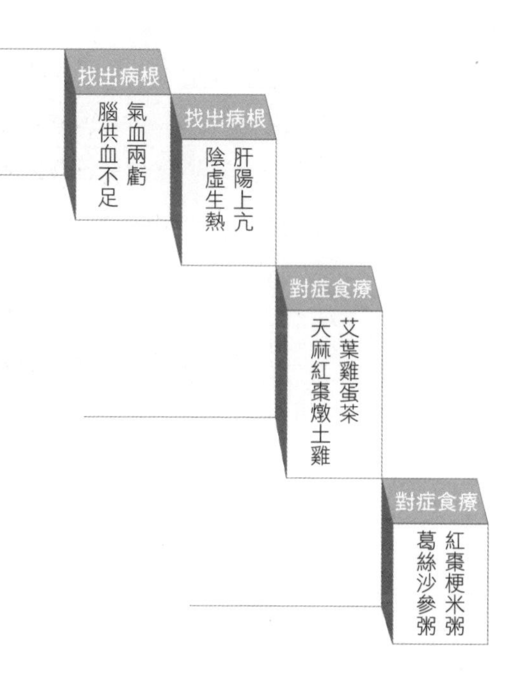

暈眩，肝臟的危險警報之五

「蹲下又突然站起，一時感到天昏地暗，到底怎麼回事？」

眩暈起於頭竅，同時與肝、脾、腎等臟器息息相關，壓力大、睡眠不足、心血管疾病都有可能導致此類臨床表現。

從中醫角度來看，病根可能是肇因於血氣不暢、大腦供血不足。肝功能一旦失調，不納氣、不生血，自然就會產生兩眼發黑，瞬間天旋地轉，甚至有昏厥的現象。

養肝，對症才是王道

上了年紀的王老，深夜一陣尿意襲來，驟然從床上起身，兩眼一抹黑，瞬間頭暈目眩，幸好趕緊扶住床沿，順勢蹲下，才免了一場驚險的皮肉疼。

因胎位不正而小產的玉珍，本身肝功能就不佳，後續還要輸血才能穩定身體，回家後也一直很虛弱，經常感到暈眩。

其實，眩暈症不單單只發生在中老年人身上，一些青年朋友都可能有這種困擾。就中醫辨證學來談，眩暈可分為以下三類：肝陽上亢、氣血兩虧、陰虛生熱。除了養成正常作息之外，仍需著重在飲食調養上面。

患有暈眩症，飲膳中要多食用粳米、瘦肉、雞蛋等，並善用天麻、葛根、沙參、艾葉、紅棗等中藥材，一來健脾開胃、通經活血，二來平肝息風、補肝益腎。

中醫
養肝法

愛肝達人十大忌食：

辛辣食物（辣椒性燥，旺肝火）、大棗（加重痰濁中阻）、黃精（加重痰濁中阻）、芥菜（生熱助火）、蜂蜜（導致痰濁中阻，肝硬化患者不能食用）、香菸、酒精、罐頭食品、瓶裝飲料，以及切忌胡亂服用成藥。

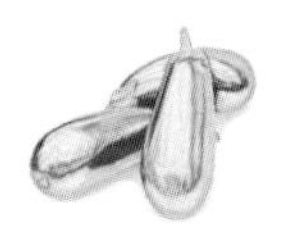
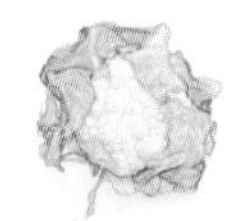
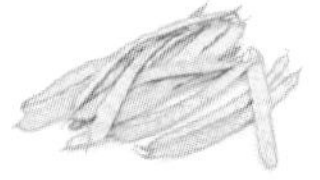

06

龍眼真厲害！補血補氣，不心悸！

思慮過度，勞心勞神之外，還會傷肝害脾！

心頭如千軍萬馬奔竄，
砰砰跳動無法靜心，
食補益氣活血，安神生律。

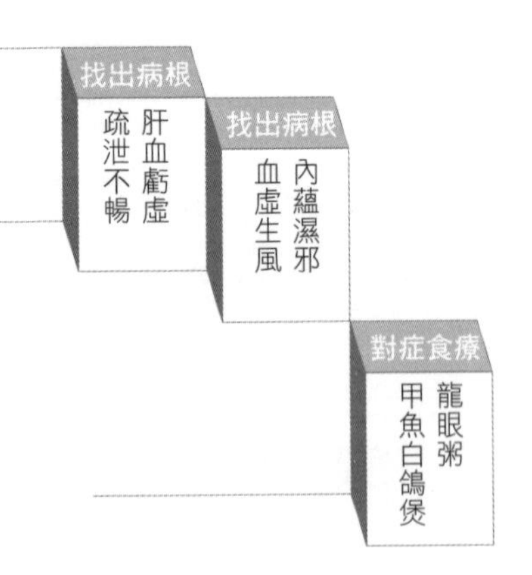

心悸，肝臟的危險警報之六

「心跳無故加快，有種喘不過氣的感覺！」

「夜晚無法好好入眠，導致上班集中不了精神……」

現代人工作壓力大，緊湊忙碌的生活，經常讓人喘不過氣，老是想東想西，夜不成眠，日不思飯，肝腎不免出毛病。

若是肝功能原本就不佳，疏泄不及致使身體內蘊濕邪，血氣不暢的結果，當然就會老覺得心悸、頭暈目眩。

養肝，對症才是王道

「胸悶心悸，難道鬼壓床？」夜裡被噩夢擾眠的羅娟，常常無故驚醒，長期下來，身體虛弱，眼眶也出現了熊貓狀！

明明睡夠了，卻還是渾身沒精神的義昇，每當想專心眼前工作，偏頭痛卻又找上來，因而十分苦惱。

由於肝血虧虛，導致心悸、偏頭疼、神經衰弱等現象，一連串的身體不適，其實很有可能是氣血不足、疏泄不暢，及至肝脾失調，如果得不到適當的疏緩與調節，恐會加重症狀。

龍眼，補血益氣之王。去皮曬乾的龍眼肉，就中醫藥典而論，具有安神、生津、補血、益氣之效，搭配養胃性平的粳米，更具養護之功。

中醫
養肝法

頭痛，起於肝之陰血不足

當身體的血虛生風，風生上衝，就會有頭痛情況，此時切勿胡亂服用止痛藥，除了無法根治，又損及體本。臨床上，建議採用「柔肝養血」的食養方式，當肝血充足，肝臟自然恢復疏泄功能，就能輕鬆甩開偏頭痛。

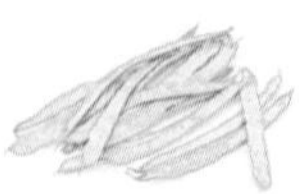
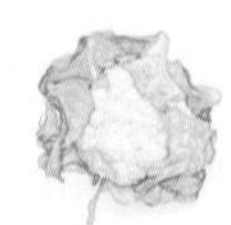
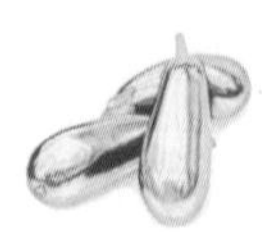

沒胃口，體重不減反增，小心肝鬱！

07

去濕熱、助消化、退肝火，蓮子黃瓜很厲害你知道嗎！

夏日燥熱，影響身體排泄機能首重清肝、降燥、祛除濕熱。

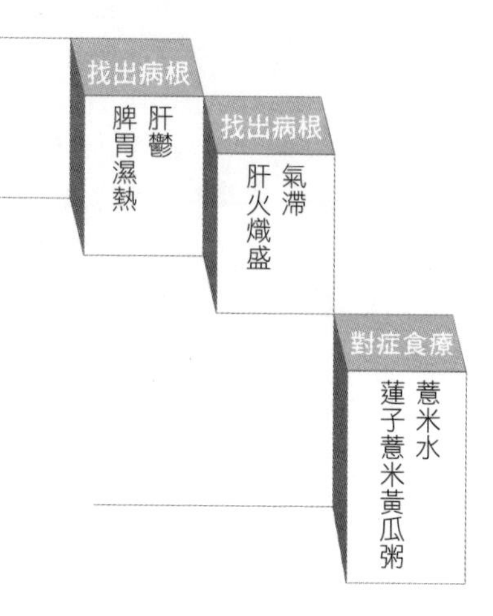

沒食慾，肝臟的危險警報之七

「天氣一熱，看什麼都沒胃口，什麼都吃不下！」

「蝦咪？食量減少竟然也會變胖！？」

肝鬱導致氣滯，當感到疲勞、食慾減低，你的肝可能已經生病了！

長期處於高度緊張、飲食無度的情況下，消化功能變差，肝火熾盛，濕熱和氣滯同時會降低排泄機能，因而導致吃少卻體胖。

養肝，對症才是王道

從中醫的角度來說，有些肝病患者會嘔吐發熱，消瘦黃疸，呈現體重直直落，也有一些即使吃得少，體重卻沒有減輕，反而加重，正是因為體內熱毒集聚。

此時，單就護肝之外，更要留意恢復消化和排泄功能，夏日燥熱氣候，選用性涼食材，像是黃瓜、蓮子等，可清肝、降燥，祛除濕熱，當身體不再上火，食慾自然回來了，特別要說明，搭配散熱祛濕的食養，更能維持體重的平衡，可說一舉數得。

中醫
養肝法

快樂養生動一動：肝排毒「四穴按壓法」

肝氣鬱結，除了心情暢快不起來，更會降低食慾，影響消化系統作用。以下提供幾個肝經穴位，可以提供平日穴道按摩，進行肝排毒（每次來回約十至二十分鐘）。

- 行間穴：足背，大拇趾和第二趾之間。
- 太衝穴（肝經原穴）：足背，大拇趾和第二趾中間骨頭上方交會處。
- 足三里穴：小腿前外側，膝蓋往下約四指寬處。
- 三陰交穴：腿內側，足內踝尖上三寸，脛骨內側凹陷處。

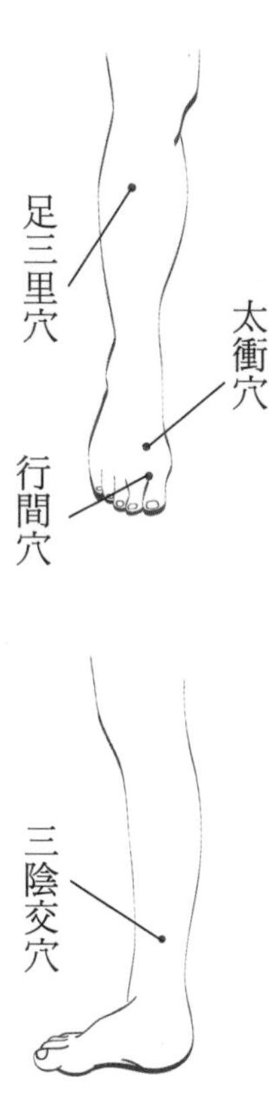

STAND UP，別老坐著，動一動有助排便順暢！

08 告別人生浣腸！便祕不要來

便秘有三種：
熱秘、虛秘、氣秘，
對症食養勝過化學藥劑。

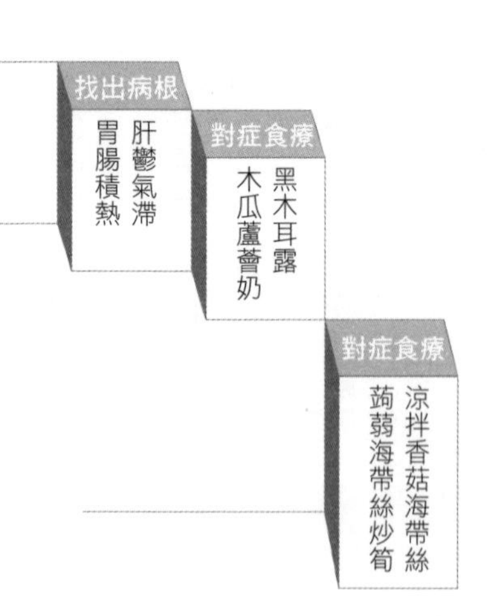

便祕，肝臟的危險警報之八

「連續一個禮拜都沒有便意，大腹便便真難受？」

身為辦公室OL的小敏，便祕情況讓她相當苦惱，糞便呈現乾硬、惡臭，無法輕易排盡，還曾經在公司廁所發生可怕的便血事件，讓她既尷尬又難過。

當糞便未能順利排出，時間一久就會緊黏腸壁，即成「宿便」。

養肝，對症才是王道

中醫觀點，便秘成因有很多，至少分為三種：胃腸積熱（熱秘）、津液不足（虛秘）、肝鬱氣滯（氣秘）。不管是哪一種分型，大多不脫體質積熱、虛弱、氣滯，若能藉由食養療方，才能對症根治。千萬不要經常使用化學浣腸劑，過度使用反而致使腸道糜爛，衍生相關病症。

此外，諸如一些黑色食材，舉凡香菇、海帶、黑木耳含有豐富纖維，以及豆類食物有瀉性作用，都有通便之效，可以多加搭配食用。

中醫
養肝法

麻子仁丸方，讓身心跟著舒暢

取六味藥材研磨為末，經煉蜜製成丸藥，一日三回，每回十丸：麻子仁五百克、枳實兩百五十克、大黃（去皮）五百克、芍藥兩百五十克、厚朴（去皮）、杏仁（去皮尖，熬）各兩百五十克。

麻子仁、白芍、杏仁、蜂蜜有潤腸之效，除了能夠治療便秘，對於衍生之病症，如口臭、睡眠不佳等，都能獲得改善。

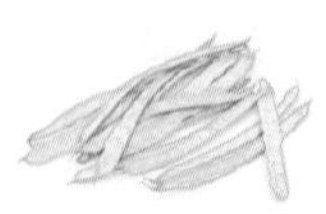
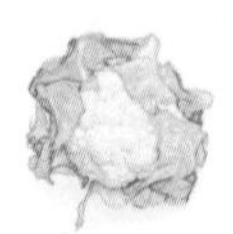
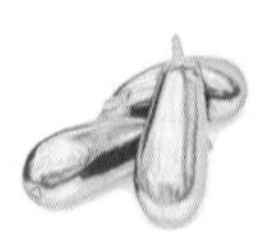

小心沉默殺手，要懂得察言觀色！

09

吃這些，養肝美容好神奇！

醫食同源，吃對食物，
既能養生，
又可美容。

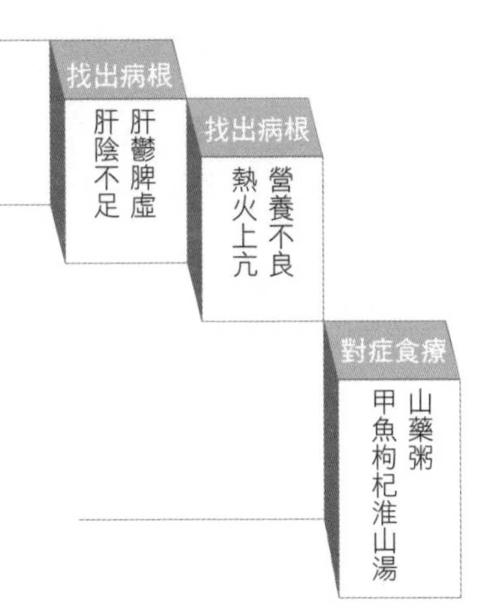

膚色，肝臟的危險警報之九

「咦，臉色怎麼越看越像小小兵？」

「天啊！這—這—這——宛如可怕後母臉！」

婉瑜最近發現自己越見蠟黃的皮膚，沒有卡通般的討人喜歡，反而看了更難過，連親朋好友都誤以為生病了！

養肝，對症才是王道

膚色問題，歸結於肝、脾、胃相關臟器，若是肝鬱、脾虛、胃弱，臉色自然就無法健康紅潤。女性並非結婚在家，才會成為黃臉婆，同樣地，公務繁忙的男性，也不是個個都能維持高顏值，重點在於肌膚能不能透出自然色澤。

肝臟身為人體的排毒器官，當肝致生氣鬱，表現於外就是臉黃、長痘，蘊結於內則是消化失調、熱火上亢。

因此，毒素不排，臉色就不會好看！

中醫
養肝法

簡單食療，讓你/妳不用妝美麗！

「醫食同源」，只要吃對食物，就能達到養生、美容雙效之功。經由中醫的辨證施治，調肝理脾，搭配四季安心食養，綜合調養全身體的臟器健康。肝好了，臉色自然佳！

- 淮山（山藥）：潤皮毛，滋養皮膚。
- 枸杞：滋肝養腎，補脾健胃。
- 甲魚（鱉）：加強營養，幫助恢復體質，調節身體機能平衡。

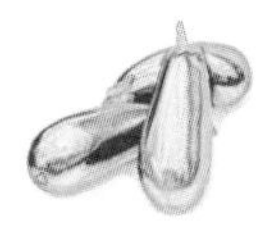
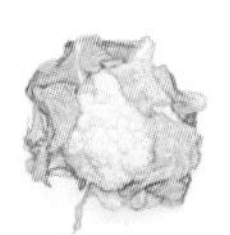
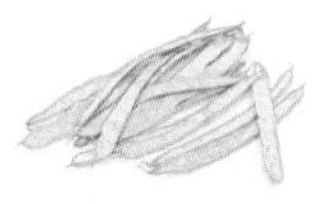

10 肥胖是危險的！肝若好，又瘦又健康

陰陽之理，正是中醫之術，
五臟六腑失和，正是陰陽不調。
唯有二力平衡，陰陽調和，
身體自然健康。

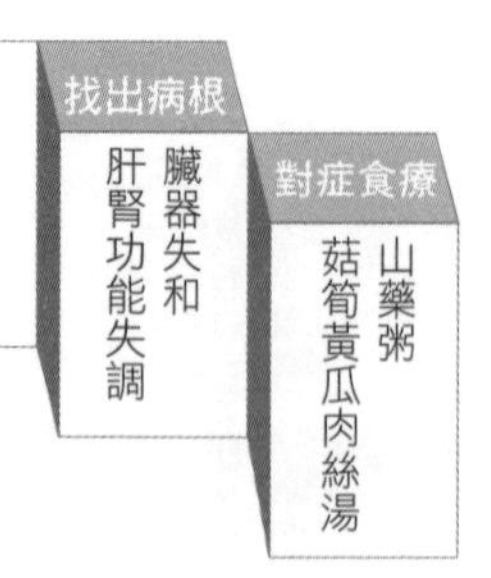

肥胖，肝臟的危險警報之十

「大腹翁、小腹婆注意了！」

根據二〇一六年六月「肝病防治學術基金會」肝病篩檢結果，肝發炎的民眾有高達六至八成腰圍超標，以及七成五的「腹翁腹婆」容易成為肝苦人！

肥胖不只讓人產生健康危機，當脂肪塞滿肝細胞，就會導致肝發炎、脂肪肝，甚至是肝硬化、肝癌等可怕結果。

養肝，對症才是王道

剛邁入三十歲的徐可，最近額頭和下巴長滿痘痘，而且體重有加重趨勢，加大變粗的腰圍，褲子只好重買，花錢事小，注意儀表的她，看著自己魅力漸失、自信不再，感到苦惱不已。

當肝腎功能失調，除了有變胖可能，相關症狀還有困倦、便秘、月經量少等，更由於腰腿是肝腎的經絡路徑，毒素積聚，自然減緩此部位的新陳代謝，導致下肢肥胖。

中醫
養肝法

《周易》陰陽之理，正是中醫之術；五臟六腑失和，正是陰陽不調

《周易》以陰陽為根基，以變易為核心，二者組成理論體系，同樣適用於中醫學理，於陰陽此消彼長的力量中，唯有二力平衡，陰陽調和，身體才能達臻健康狀態。藉由食養補益肝腎，像是冬瓜、山藥等食材能幫助肝腎排毒，採以恢復臟器功能為前提，才是最佳療法。

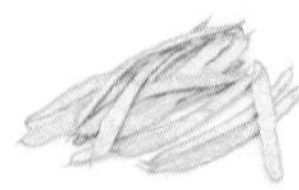
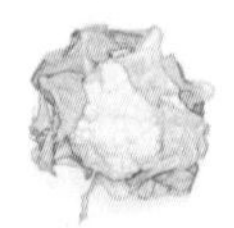
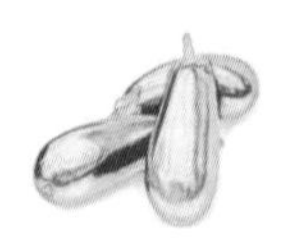

牙齒不明出血不是病，發作起來肝生病！

11

牙齦出血！注意你的肝！

**一旦牙口經常出現問題，
除了尋求牙醫，
還要檢查臟器。**

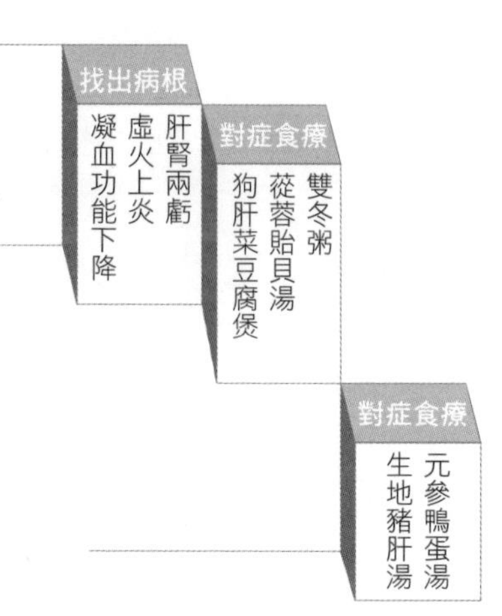

牙齦出血，肝臟的危險警報之十一

「止血、拔牙，只是治標不治本！」當牙齒發生疼痛、牙齦出血或是鬆動，一般都會想到蛀牙或牙周病，卻往往忽略了這可能是肝炎正在發出預警！

由火氣導致的牙疼，就中醫而言就是虛火牙痛，只有透過去火，才算真正解決病兆。

俗話說，牙好，身體就好。一旦牙口經常出現問題，除了尋求牙醫之外，更必須仔細檢查臟器，特別是肝，切勿因輕忽而生遠慮。

養肝，對症才是王道

「為什麼我的大腿青一塊、紫一塊，這些淤青哪裡來？」

就西醫角度來看，肝臟凝血功能下降（血小板異常），導致凝血機制故障，才會讓牙齦無端流血，四肢皮下出現紫斑、瘀青，或是不明出血情況。

回到中醫的脈絡來談，當肝腎兩虧，致使虛火旺盛、氣血不通，會引發牙齒疼痛、鬆動、出血。

此時，切忌生冷酸辣等刺激性食物，藉由滋陰降火、滋腎養肝的食材，才能消滅發炎症狀，讓肝功能回轉正常機制。

中醫
養肝法

李時珍《本草綱目》第九卷中記載，「石膏」亦稱細理石，又名「寒水石」，主治中風寒熱，有解肌發汗、除口乾舌焦、頭痛牙疼等功能，乃祛瘟解熱之良藥。此外，雙冬粥（天冬和麥冬）對虛火所造成的牙疼改善，也有極大助益。

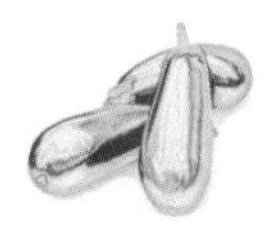
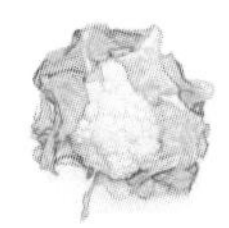
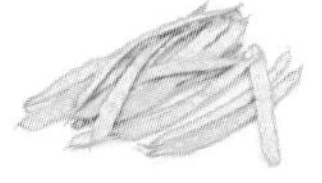

千金難買好睡眠，好眠才是解藥！

12

喝這杯，睡好睡滿

肝功能失調，
擾亂生理時鐘，
白日嗜睡，夜晚怎麼都不想睡。

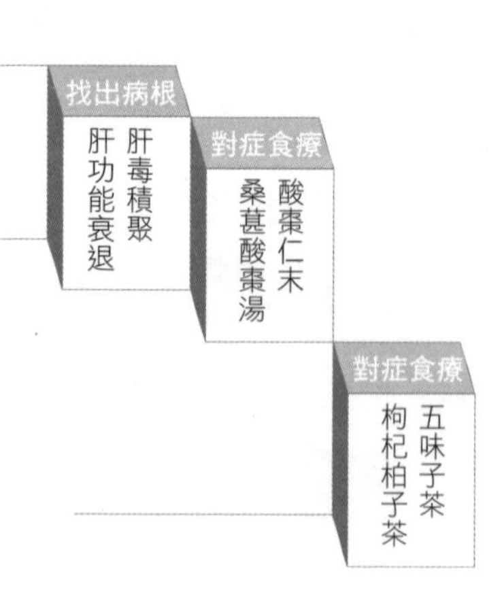

失眠，肝臟的危險警報之十二

「白天老是倦怠，夜裡卻無法入眠，這是為什麼？」

晚上睡不好，白天沒精神的依婷，似乎形成一種惡性循環，而且上班時經常感到頭昏眼花、頭痛、耳鳴，工作效率也下降，老是被老闆釘得滿頭包。

失眠者，通常都會有服用安眠藥的習慣，這並不是一種好方法，長期下來，不但產生抗藥性，對於身體各機能來說，更是一種慢性毒害。

養肝，對症才是王道

現代文明病之一，失眠，撇除心理因素，內臟機體的失調或損壞，也會讓人無法一夜好眠。厚重熊貓眼、頻打呵欠、無精打采……似乎是所有失眠者的常見症狀，然而，精神不濟之外，連帶影響生活品質和工作表現。

肝功能失調，嚴重擾亂生理時鐘，初期使人日夜顛倒，白日嗜睡，夜晚卻精力充沛，當越走到肝炎末期，可能就會出現昏迷等可怕情況，切勿讓自己走向恐怖黑暗的結局。

「食治優於藥治」，一向是中醫提倡的觀點，當然治療失眠從食養著力，才是長養身心靈的最好方式。

此外，不可不知的「治療系果實」——桑葚，擁有超神療癒力！桑葚含有豐富氨基酸、維生素等活性物，可提高人體免疫功能，既能美容養顏、延緩衰老，還可增強血液循環、抗疲勞、治貧血的作用，就連失眠多夢也有所助益，心動了嗎？還不趕快嘗試！

中醫
養肝法

哪ㄟ安捏，喝茶竟可治失眠？

喝茶不只能夠提神，喝對茶、喝對時間，還能夠讓人好眠！

其實療方非常簡單，《本草綱目》記載，柏子仁具「養心氣，潤腎燥，安魂定魄，益智寧神」之效，枸杞能抗疲勞，幫助代謝毒物。

因此，每日早上十點前飲用紅茶，可提神、醒腦，晚上飲用五味子、柏子仁、枸杞茶泡成茶湯，可助寧心、安神、安眠。

《神農本草經》評價枸杞子：「久服堅筋骨，輕身不老，耐寒暑。」

養肝回復法，保肝這樣吃！

因垂直感染而罹患A型肝炎的家敏，長期消化不良，而且面色暗沉、蠟黃，究其原因，一為肝氣鬱結，毒素難排，一為心理作用，惡性循環下凸顯症狀。

就中醫角度來看，肝炎起於「疏泄」不暢，加上飲食無度、濕熱內生，損脾傷肝，造成肝膽脾胃不和，才致生肝發炎。其實，只要好好調整飲食，控制情緒和作息，即能強身健體。

避免增加肝臟排毒負擔，建議採少量多餐方式，切勿「吃到飽」，留意營養均衡，攝取奶蛋魚等蛋白質食物，可增加肝臟中「酶」的活性，進而修復肝細胞，提供再生的能量。

藉由以下湯飲、食膳等「柔肝養血」，正是保肝關鍵！

01

清肝茶

食材＼廣鬱金（薑黃塊根）十克、炙甘草五克、綠茶兩克、蜂蜜二十五克。

做法＼將廣鬱金、炙甘草和綠茶放入陶鍋中，加入適量清水，待水沸騰後再煮十分鐘，起鍋前加入蜂蜜調味，即成。

功效＼廣鬱金、炙甘和蜂蜜可清熱解毒，消解肝火。

食用宜忌＼血虛無滯，血瘀孕婦慎服薑黃。

02

蜂蜜虎杖根

食材＼虎杖根五百克，北五味子二百五十克，蜂蜜適量。

做法＼將虎杖、五味子洗淨，用陶鍋加水浸泡約一小時（食材要泡入水中）。開中火煮沸，然後小火煎半小時，留下湯汁，然後再將湯汁和蜂蜜一起放進陶鍋，以小火煮沸五分鐘。

功效＼提升肝臟疏泄功能，同時健脾開胃。

食用宜忌＼孕婦慎用。

03

赤小豆湯

食材\ 赤小豆六十克，花生仁（帶衣）三十克，紅棗十顆，紅糖兩匙。

做法\ 赤小豆和帶衣花生仁洗淨後放入鍋中，加入清水，小火慢燉二十分鐘，再放入紅棗，繼續燉煮三十分鐘，待食物煮熟，放涼後即可食用。

功效\ 可解濕毒，消除肝腹水或浮腫。

食用宜忌\ 蛇傷、體虛久病，消瘦尿多忌食。

04

黃瓜粥

食材\ 黃瓜五十克，粳米一百克。

做法\ 黃瓜切成小片，與粳米同煮成粥，煮熟後稍作調味便可服用。

功效\ 清熱解毒、瀉火滋陰、祛濕消腫。

食用宜忌\ 脾胃虛弱者少食。

05

黃連水

食材＼ 黃連五克、開水一百毫升、白糖二十克。

做法＼ 取黃連五克放到乾淨的容器中，倒入一百毫升開水，再加入二十克白糖，攪拌均勻後分成早、晚兩次服用。

功效＼ 針對熱性口臭患者，可清胃熱、瀉胃火。

食用宜忌＼ 脾胃虛弱者少食。

06

白蘿蔔汁

食材＼ 白蘿蔔。

做法＼ 取新鮮白蘿蔔，切成絲或片狀榨汁，之後調入適量開水飲用，每天喝兩次，每次大約一百毫升。

功效＼ 白蘿蔔性寒，可治胃熱之症，同時幫助順氣，促進腸胃蠕動。

食用宜忌＼ 脾胃虛弱者少食。

07

枸杞首烏燉烏雞

食材 烏骨雞一隻（約三百五十克），何首烏八克，瘦肉五十克，枸杞少許清水適量，薑片適量。

做法 鍋中放入適量清水，將薑片、何首烏、烏骨雞、瘦肉、枸杞等放進鍋中，以大火燒開後轉小火燉四十分鐘，調味即可食用。

功效 枸杞清肝明目，何首烏補肝腎、助陰元、理氣和經，瘦肉、含鐵量比較豐富的食物，能促進機體生血。

食用宜忌 外部實熱、脾虛濕滯忌服枸杞；大便溏洩、濕痰、孕婦、哺乳期婦女禁用何首烏。

08

枸杞茶

食材 枸杞子。

做法 取十到二十克的枸杞子，每日用開水沖泡，當茶水飲用。

功效 抗疲勞、降血糖、降血脂、提高免疫力。

食用宜忌 外部實熱、脾虛濕滯忌服枸杞。

09

麻油三七蛋

食材 三七一百八十克，麻油十五克，新鮮雞蛋三顆，食鹽適量。

做法 新鮮的雞蛋打散，加入少量水備用；三七洗淨，切小段，加入蛋液攪拌均勻。將鍋燒熱，倒入麻油，再將雞蛋和三七倒入，煎至兩面變成金黃色後，關火即成。（若擔心三七帶有腥味，事先可將三七用熱水燙開，再加入麻油米酒去味。）

功效 補血養氣。

食用宜忌 感冒、生理期不宜，孕婦忌用。

10

豬肝枸杞湯

食材 豬肝一百五十克，枸杞三百克，五花肉（可替換為瘦肉）九十克，雞蛋兩顆。

做法 枸杞洗淨後，加水入鍋蒸煮。豬肝和豬肉洗淨，加入適當米酒醃漬，取出後切成薄片，再倒入雞蛋清，攪拌均勻。將食材全放入已煮沸的枸杞鍋當中，小火慢燉約半小時，即成美味湯膳。

功效 增強體質、補血明目。

食用宜忌 外部實熱、脾虛濕滯忌服枸杞。

11

黃耆炒烏鱧

食材 烏鱧（黑魚）六百克，新鮮香菇四百克，黃耆三十克，蔥十克，薑五克，黃酒十二克，食鹽等調味料適量。

做法 烏鱧頭部切下，除去內臟鱗片，清洗後切成薄片，稍微用鹽和米酒調味，可去除腥味。取鍋入水，放入黃耆、切末薑蔥，煎煮約一個小時，熬成黃耆濃縮汁，取出一百毫升備用。香菇切片，入鍋清炒，待五分熟時添加黃耆汁煎煮。待到沸騰，則可加入烏鱧片，繼續清炒，適量調味後即成。

功效 改善心肌供血不足。

食用宜忌 氣滯濕阻、消化不良忌服黃耆。

12

何首烏炒雞丁

食材 雞肉五百五十克，何首烏約六十克，冬筍六十克，辣椒八十克，米酒、鹽、太白粉等調料適量，薑、蔥各十五克，雞蛋兩顆。

做法 新鮮雞肉切丁備用；冬筍洗淨，切丁備用；雞蛋蛋黃、蛋清分開，保留蛋清備用；何首烏洗淨，用陶鍋熬煮一個小時，取藥汁備用；用米酒、太白粉、蛋清醃漬雞肉，調味，在鍋裡煎至五分熟，取出備用；將辣椒切成丁，混合冬筍下鍋炒出香味。

將適量何首烏汁、米酒、太白粉等混合均勻。將鍋燒熱，放入薑蔥、辣椒、冬筍等，炒香後倒入雞肉與混合好的何首烏汁，炒熟即可起鍋。

功效 抗疲勞、降血糖、養肝、護腎。

食用宜忌 大便溏洩、濕痰、孕婦、哺乳期婦女，禁用何首烏。

13

鮮蔬紅杞拌麻油

食材 甜椒一顆，菠菜一把，枸杞二十克，麻油和鹽巴適量。

做法 菠菜洗淨後切斷，再用熱水川燙撈起，和切成塊的甜椒一起放入碗中，加入麻油、鹽巴，最後灑上枸杞，即是一道美味小炒。

功效 明目護肝。

食用宜忌 脾虛濕滯，腸滑便溏者忌服枸杞。

14

枸參鴿蛋湯

食材 枸杞三十克，鴿蛋五個，海參三十克，薑、蔥、鹽等調味料適量。

做法 海參洗乾，切成細條備用；薑、蔥切成碎末，炒熱後倒入適量水，燒開後放入海參、鴿蛋。大火熬煮十五分鐘後，開鍋，加入枸杞。接著用文火慢燉二十分鐘，適量調味，即成。

功效 明目護肝，滋補養陰。

食用宜忌 外部實熱、脾虛濕滯忌服枸杞。

玉竹枸杞牛肉湯

食材 \ 枸杞十五克，玉竹三十克，牛肉一百克，適量鹽。

做法 \ 枸杞、玉竹、牛肉洗乾，放入煮滾的開水之中，先用大火，再用文火慢燉三個小時以上，起鍋前放入少許鹽巴，即成。

功效 \ 明目護肝，滋補養陰。

食用宜忌 \ 脾虛、濕氣重者不宜食用。

麻油豬肝炒紅菜

食材 \ 豬肝約一百五十克，紅鳳菜一把，米酒一大匙，麻油三大匙，薑絲，鹽各適量。

做法 \ 豬肝切成薄片，以滾水川燙至八分熟後，放涼備用，紅鳳菜洗淨後除去粗梗，保留葉子，炒鍋預熱，分別倒入麻油、薑絲、豬肝片、紅鳳菜，最後加入適量米酒、鹽巴調味。

功效 \ 明目護肝。

食用宜忌 \ 感冒、生理期不宜，孕婦忌用。

17

艾葉雞蛋茶

食材 春夏季生艾葉五十克，黑豆三十五克，雞蛋三顆。

做法 食材洗淨，一起放入陶鍋，加水煲熟即成。

功效 溫經止血、散寒止痛。

食用宜忌 陰虛血熱者，慎用艾葉。

18

葛根沙參粥

食材 粳米七十克，沙參、麥冬各二十克，鮮葛根適量。

做法 鮮葛根洗淨切片，與沙參、麥冬和粳米一起熬煮，即成美味粥品。

功效 健脾開胃、恢復正常肝機能。

食用宜忌 外感風寒表虛者禁用。風熱症者慎用葛根。

19

天麻紅棗燉土雞

食材\ 土雞一隻，天麻十克，紅棗、枸杞各十五克、生薑適量。

做法\ 土雞洗淨，和天麻等材料一起放入陶鍋燉煮，加適量水燉熟，即可食用。

功效\ 平肝息風、補肝益腎。

食用宜忌\ 氣血兩虛者不可輕用天麻，易有引發過敏、中毒情況。

龍眼粥

食材\ 龍眼約三十克，粳米一百二十克，白糖十克（可依個人口味增減，但不宜過多）。

做法\ 龍眼、粳米先洗淨浸泡約二十分鐘，再重新加入適量水，慢燉半個小時即可。

功效\ 粳米性溫養胃，搭配龍眼可調補氣血，護肝養脾。

食用宜忌\ 多食龍眼乾易生濕熱，故內有鬱熱（如便祕、胃脘灼痛、泛酸）不宜。

21

甲魚白鴿煲

食材 甲魚（鱉）一隻，白鴿一隻。

做法 甲魚、白鴿洗淨，甲魚切塊，放入白鴿腹內，再放入陶鍋，加入適量清水和薑、蔥、鹽、黃酒等佐料，燉煮至鴿肉爛熟，即可飲用。

功效 和血養氣，養肝明目，安神、生津、益氣。

食用宜忌 肝炎、腸胃炎、胃潰瘍、膽囊炎等消化系統疾患，忌食甲魚。

22

蓮子薏米黃瓜粥

食材 薏米一百克，蓮子三十克，陳皮二十克，黃瓜兩百克，鹽適量。

做法 薏米、蓮子和陳皮洗淨放入鍋內，加入適量清水，大火燒至沸騰，再放入切好的黃瓜，煮滾十分鐘左右，改用小火煲兩個小時，加入適量鹽調味即成。

功效 散熱祛濕、清肝降燥、健脾補胃。

食用宜忌 由於黃瓜微寒，脾胃虛弱者要少食。

蒟蒻腐皮炒雙筍

食材 蘆筍一百克，竹筍一百克，蒟蒻五十克，豆腐皮二十克。

做法 蘆筍切成小段，竹筍切成條絲，蒟蒻先下鍋煮軟備用，取一炒鍋，放油、蔥蒜爆香後，加入蘆筍、竹筍絲、蒟蒻和豆腐皮，起鍋前再以太白粉勾芡即可。

功效 整腸，通便。

食用宜忌 腸胃虛寒、泄瀉者忌食。

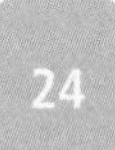

木瓜蘆薈奶

食材 木瓜一顆，蘆薈二十克，鮮奶一百克。

做法 蘆薈洗淨後去皮，留下透明果肉，木瓜去皮去籽切塊，連同鮮奶一起放入果汁機打成汁。

功效 整腸，通便。

食用宜忌 體虛寒者少食。

25

甲魚枸杞淮山湯

食材＼甲魚（鱉）一條約五百克，枸杞十克，淮山(山藥)二十克，薑、鹽適量。

做法＼甲魚處理乾淨切成塊狀備用，淮山和枸杞洗淨浸泡片刻撈出，魚塊、淮山和枸杞一起放入鍋中，加入適量清水燉煮，將水燒至沸騰，然後改用小火燉一小時，加入鹽等調味即可。

功效＼滋肝養腎，補脾健胃。

食用宜忌＼甲魚記得要煮熟，濕盛中滿，或有實邪、積滯者禁服淮山。

26

菇筍黃瓜肉絲湯

食材 水發冬菇一百克，冬筍一百二十克，黃瓜八十克，豬瘦肉兩百克，雞蛋一個，鹽、雞精、醋、米酒、胡椒粉等各適量。

做法 將豬肉切成絲，取蛋清、胡椒粉、鹽、米酒等上漿後川燙備用，將冬菇和冬筍洗淨，在沸水中焯一下撈出備用，黃瓜切片。在鍋中加入適量清水，燒至沸騰後加入肉絲、冬菇、冬筍、黃瓜煮熟，再加入鹽、雞精、醋攪拌均勻即可享用。

功效 養肝健胃、通腸健脾。

食用宜忌 體虛寒者少時冬筍、黃瓜，患有痛風、尿毒症者，忌食香菇。

27

雙冬粥

食材 麥冬五十克，天冬五十克，大米一百克。

做法 將麥冬、天冬洗淨切碎，同大米加水適量煮粥，每日一次。

功效 滋陰降火、滋腎養肝。

食用宜忌 脾胃虛寒、暴感風寒咳嗽者忌食。

28

狗肝菜豆腐煲

食材 狗肝菜兩百五十克，豆腐兩百五十克。

做法 將上述食物洗淨加水煮熟，去掉狗肝菜，加調味料，喝湯吃豆腐。

功效 解肌發汗、除口乾舌焦、頭痛牙疼。

食用宜忌 脾胃虛寒者慎服。

菠蓉貽貝湯

食材＼ 貽貝、菠蓉各三十克，黑豆一百五十克。

做法＼ 貽貝、黑豆洗淨待用，菠蓉切片，將上述食物加清水放入鍋中蒸煮，煮熟後可服食。

功效＼ 滋陰降火、滋腎養肝。

食用宜忌＼ 胃弱便溏、陰虛火旺者忌食。

生地豬肝湯

食材＼ 豬肝一個，骨碎補十五克，生地三十克，食鹽適量。

做法＼ 將豬肝洗淨，在鍋中加入清水，放入骨碎補、豬肝、生地煎湯。

功效＼ 滋陰降火、滋腎養肝。

食用宜忌＼ 脾胃濕邪、陽虛者忌食生地。

元參鴨蛋湯

食材\ 生地三十克，元參二十克，鴨蛋一百五十克，冰糖二十五克。

做法\ 鴨蛋洗淨跟生地同煮，煮熟後去殼，加入生地、元參稍煮片刻，加入冰糖，喝湯吃蛋。

功效\ 滋陰降火、滋腎養肝。

食用宜忌\ 大便溏泄、痰濕忌食。

枸杞柏子茶

食材\ 紅茶、枸杞子、柏子仁（或五味子）。

做法\ 早茶：上午十點前喝紅茶。晚茶：枸杞子茶。取枸杞子十五克、柏子仁十五克（也可以用五味子十克代替）以熱開水沖泡，加蓋燜五分鐘，每晚代茶飲用。

功效\ 枸杞可抗疲勞，清除體內代謝物。柏子仁可養心氣，潤腎燥，益智寧神。

食用宜忌\ 外部實熱、脾虛濕滯忌食。

酸棗仁末

食材＼ 酸棗仁二十顆、白糖適量。

做法＼ 將二十顆酸棗仁炒至半熟後，細細地研磨成粉末，加入少量白糖攪拌均勻，每次睡覺前用配溫水服用。

功效＼ 寧心安神、安眠鎮靜。

食用宜忌＼ 陰虛火旺之失眠者，不宜。

34

桑葚酸棗湯

食材＼ 桑葚子二十克、酸棗仁五克。

做法＼ 將桑葚子和酸棗仁一起用水煎服即可，一日兩次。

功效＼ 增強血液循環、防止動脈硬化、增強新陳代謝、防止失眠多夢。

食用宜忌＼ 脾胃虛寒腹瀉者，不宜。

Part 2 美麗之前，先愛肝

這樣吃，顏值爆表

明代醫學家陳實功《外科正宗‧雀斑》說道：「雀斑乃腎水不能榮華於上，火滯結而為斑。」除了家族史成因之外，基本上就屬血氣與風邪相搏，無法榮潤肌膚。

面色枯黃、生斑、長痘痘，就中醫臨床來看，大多是因為肝氣鬱結，外加上班族長期待在辦公室，不排汗不運動，很容易就造成血流不順，讓氣血淤塞，連帶使肌膚失去光采。

藉由食療補肝健脾、活血化瘀，就能使皮膚得到滋潤，恢復淨嫩肌。

01 終結雀斑、黃褐斑，還你一臉淨白肌

做好防曬，加上對症食療，讓你有臉見人！

補肝健脾，活血化瘀。
皮膚得到滋養，
自然淨白透亮。

找出病根
氣血不和
肝鬱脾虛
肝腎不足

對症食療
絲瓜茯苓湯
芝麻桃仁奶

對症食療
山楂蜂蜜飲
牛肉西芹雞蛋煲

「媽嗎咪呀，我怎麼成了大花貓！」陷入愁雲慘霧的芝勤，對於越長越多的雀斑，以及始終甩不掉的「斑長」稱號，感到非常困擾。

「惱人啊？顴骨、臉頰怎麼出現黃褐斑！」身為活動公關的曉敏，經常各地往返，同時需在烈日下場勘，長期下來，讓臉上色素沉澱，形成斑點。

養肝，對症才是王道

明代著名醫學家陳實功《外科正宗．雀斑》曾說：「雀斑乃腎水不能榮華於上，火滯結而為斑。」除了家族史成因之外，基本上就屬血氣與風邪相搏，無法榮潤肌膚。

關於雀斑，不規律、不對稱，會隨年齡而增長，就中醫診斷來看，是因為肝鬱脾虛致生。

關於黃褐斑，又稱為肝斑、蝴蝶斑，顧名思義就是和肝息息相關，當氣血不和、肝鬱氣滯，就容易引發臉部黑色素沉澱。

藉由食療補肝健脾、活血化瘀，就能使皮膚得到滋潤，恢復淨嫩肌。

中醫
養肝法

還我白肌，養臉「除斑五寶」：

- 山楂：中藥學專著《本草求真》：「山楂，所謂健脾者，因其脾有食積，用此酸鹹之味，以為消磨，俾食行而痰消，氣破而泄化，謂之為健，止屬消導之健矣。」食用山楂，歸入脾、胃、肝經，可收斂止痢、消食健胃、活血化淤。
- 黃豆：李時珍《本草綱目》：「容顏紅白，永不憔悴」，以及「作澡豆，令人面光澤」，藉以黃豆來洗臉洗手，能夠潤燥消水，讓臉色紅潤有光。藥王孫思邈《千金翼方》也說：「面脂手膏，衣香澡豆，士人貴勝，皆是所要。」
- 紅豆：《本草綱目》：「味甘，性平，排癰腫膿血，療寒熱，治熱毒，散惡血，除煩滿，健脾胃。」
- 《神農本草經》：「主治下水腫，排癰腫膿血。」《藥性本草》也說可「治熱毒，散惡血，除煩滿，通氣，健脾胃，令人美食。」
- 綠豆：《本草綱目》提及綠豆有益氣、厚腸胃、通經脈的功效，而且「外科治癰疽，有內托護心散」，《本草求真》還提到「能厚腸胃、潤皮膚、和五臟及資脾胃。」
- 蜂蜜：性平味甘，據《本草綱目》記載取蜂蜜入藥有五大功效：清熱、補中、解毒、潤燥、止痛，同時能「和營衛，潤臟腑，通三焦，調脾胃」。

每日早晨起床喝杯溫開水，有助潤肌、肝排毒！

02

櫃姐不想讓你知道的肌膚水嫩法，隨時都美肌！

中醫理論「六淫」之說，
即「六氣」：
風、寒、暑、濕、燥、火，
自然界氣候變化，
將引發身體失衡，阻滯不暢。

找出病根

寒邪
燥邪

對症食療

花膠粥
天麻紅棗燉土雞

「鬧水荒，肌膚土石流！」

「臉皮變成粗麻布，該怎麼辦？」

人在歐洲留學的芮恩，由於氣候較為乾寒，因此才過了一個學期，就發覺皮膚越來越粗糙，擦再多的護膚乳也救不回來。

養肝，對症才是王道

缺水一族看過來，當人和所處的環境失去平衡，過寒或過熱的天氣，都會導致皮膚失去往日的彈潤，人也顯得憔悴許多。

《周易》：「易有太極，是生兩儀。兩儀生四象，四象生八卦。」人體如太極，需要陰陽調和，若是陰氣過盛，陽氣受到抑制，就會使身體阻滯不暢。

基於這種源於自然界氣候，水土不服所引起的身體失衡，所導致的相關疾病，即是中醫理論所說的六淫（六氣）：風、寒、暑、濕、燥、火。

寒邪性陰，燥邪傷肺，阻致氣血，都會傷害皮膚。一旦暴寒或暴熱，人體抵抗力下降、正氣不足，顯之於外，肌膚就會失去彈性與活力。

中醫
養肝法

海洋人參的美顏秘密：

魚膠，又稱花膠，素有「海洋人參」之美稱，同時與燕窩、魚窩齊名，同屬「八珍」之一。

魚膠質潤性和，富含膠原蛋白，可解皮膚熱毒，同時有活血補血之效。

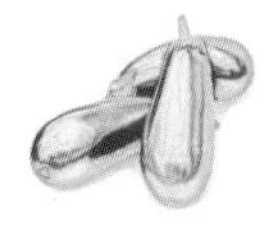
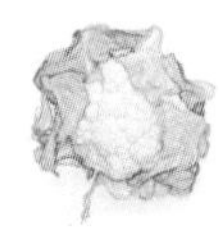
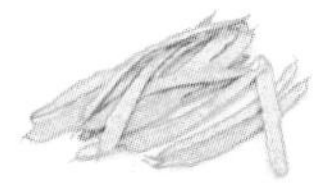

消除額頭紋，補虛正是關鍵！

03 祛除額頭三條線，一招年輕十歲

補虛滋陰，
癌症皺紋不撒野，
拍照不必開美肌。

找出病根
氣血瘀滯
陰血虧虛

找出病根
肝氣鬱結
心脾兩虧

對症食療
冰糖燕窩
蓮子木耳湯

對症食療
燕窩銀耳粥
砂鍋魚頭芎芷湯

今年才二十出頭的俊甫，因為抬頭紋和法令紋，竟被同學戲稱為友藏——小丸子的爺爺，令他哭笑不得！

額頭，最容易顯露出歲月痕跡，因此雅芳就剪了一個妹妹頭，用厚重的瀏海蓋住，沒想到卻讓前額長滿了青春痘，卻又不敢輕易「掀起蓋頭」，真是有苦說不出。

養肝，對症才是王道

面色枯黃、生斑、長痘痘，就中醫臨床來看，大多是因為肝氣鬱結，外加上班族長期待在辦公室，不排汗不運動，很容易就造成血流不順，讓氣血淤塞，連帶使肌膚失去光采。

額頭爬滿皺紋，正是因為肝氣鬱積、心脾虧虛，導致肌膚營養不良，皮膚失去該有的養分，自然枯槁乾癟。

這時，除了需要促進氣血通暢，還要補虛滋陰的雙管齊下，讓痘痘、皺紋不敢胡亂撒野，還你緊緻飽滿的美膚。

中醫
養肝法

不需開美肌，天然養膚「七白膏」：

傳說中的「七白膏」，宋代醫書《太平聖惠方》、元代方書《御藥院方》都有記載，就連改編自明朝女醫譚允賢的戲劇作品，也依此方讓整個仕女圈為之風靡。到底它裡頭有什麼神奇成分？

香白芷、白蘞、白朮各十份，白芨五份，白僵蠶、白附子、白茯苓各三份，研磨成細粉末，加入雞蛋清調成小丸，陰乾備用。睡前可化開小丸，敷於臉上，有助美白、祛除黑斑，延緩皮膚老化。（不宜過度頻繁使用）

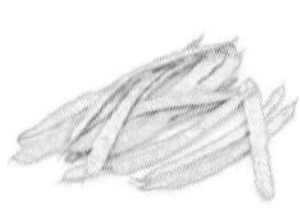
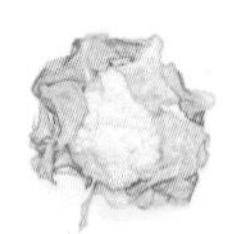
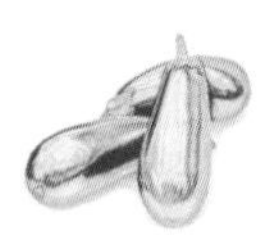

女子以肝為本，顧好肝，做個無憂女人！

04 緊張、倦怠、暴怒、多夢……，告別經前陣候群

玫瑰性溫，
行血破積，損傷淤痛
浸酒飲益。

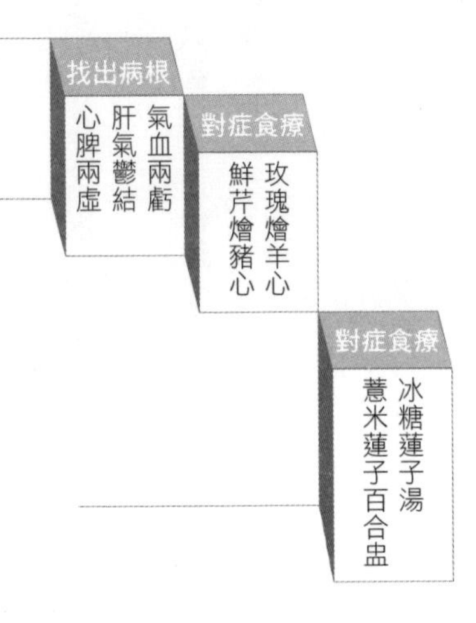

中醫養生之道「男腎女肝」，正好點出了身為女人，會因週期而來的月經，導致正常的血液流失。

若是因營養不調、壓力累積、過度緊張，導致肝氣鬱結，也會讓經前症候群加劇，出現倦怠、注意力流失、心神不定、眼睛痠澀、脫髮、失眠、多夢等症狀。

養肝，對症才是王道

筱萍擔任一家企業主管，除了白天招集主管開會，和客戶提案會報，晚上還要累積人脈陪交際，長期下來，讓未滿四十歲的她，已經感到身心不堪負荷。

尤其是近來的經期總是不穩定，月經來時的症狀更是嚴重，脾氣變得暴躁易怒，整個人看起來憔悴衰老許多，面對家人的過度關心，也讓她疲於回應。

其實，這種情況，正是典型的氣血兩虧，攸關心、肝、脾是否健康順暢，食療上則要著重疏肝解鬱。

中醫
養肝法

小王子摯愛的玫瑰花，竟是解鬱聖藥！

《本草綱目》：「玫瑰花食之芳香甘美，令人神爽。」《本草綱目拾遺》：「氣香性溫，味甘微苦，入脾、肝經，和血行血，理氣治風痺。」《藥性考》：「玫瑰性溫，行血破積，損傷瘀痛，浸酒飲益。」足以見證玫瑰的功效！

玫瑰作為食材，則能養顏潤色、疏肝解鬱，緩和壓力，以及女性生理期前後的情緒波動。

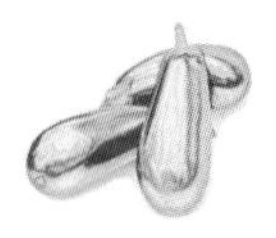
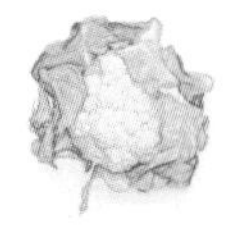
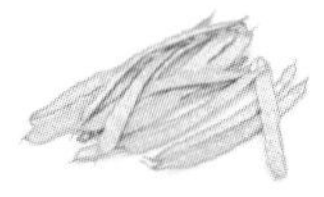

05

這樣做，生理期輕鬆變假期

子宮受寒，痘痘冒出頭搗蛋！

溫熱食補，
暖宮調經，
經期不再冒痘痘。

找出病根

子宮受寒
身體偏寒

找出病根

肝腎失調
氣血淤塞不通

對症食療

當歸煲老母雞
白果蓮子烏雞粥
艾附暖宮湯

「那個來，什麼都不能做，也不敢出門了！」

「痘痘爬上臉，簡直比世界毀滅還要可怕啦！」

正值青春期的真欣，因為有個暗戀的對象，每次大姨媽來拜訪，總是要請假，進出校門時也是遮頭遮臉，像做賊似的，好朋友們覺得好氣又好笑，深不知她內心的恐懼與掙扎！

養肝，對症才是王道

生理期的肚子疼，嚴重時可能使腸胃翻攪，痛到地板上打滾，加上臉上狂冒痘痘，脫落後又留下痘疤，造成美觀上的瑕疵。

當身體偏寒，連帶造成子宮受寒、氣血淤積，肝腎失調導致內分泌紊亂，就會發生以上狀況！

此外，當子宮感冒，可能伴有這些問題：「經常腰痠、痛經」、「比一般人還怕冷」、「感到手腳冰涼，月經異常，而且有小便頻繁症狀！」

此時，只需要藉由溫熱食補，就能暖宮調經，輕鬆瓦解疼痛，拒絕經期痘。

中醫
養肝法

排走宮寒，身體自然好！

「子宮也會感冒？」沒錯，而且還有增生肌瘤的風險。女性忌喝冰飲、寒涼食物，平時應勤加保養，多飲用湯膳，食材如：補血活氣的當歸、補肝暖胃的蓮子糯米酒等。《神農本草經・紫石英》指出：「女子風寒在子宮，絕孕十年無子。」更可知其嚴重性，不可不慎！

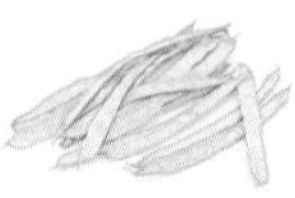
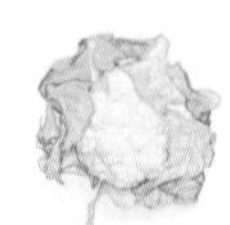
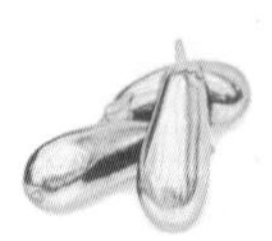

月經遲到，不是懷孕了，而是因為子宮異常！

06

好朋友老是不準時？一招輕鬆報到零時差

肝脾腎——
女性順經大三元，
氣血足，病痛自然除。

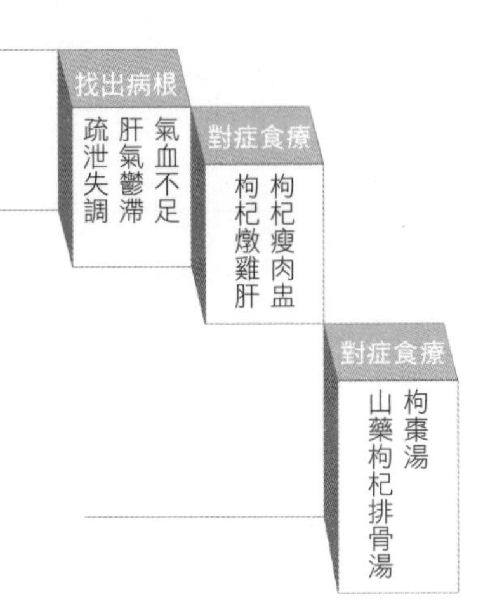

「啊！今天怎麼還沒來？」

老是算不準安全期的鍾玲，有時拖到兩三個月都沒來，當月經真的到來，卻成了名符其實的病美人，只能待在床榻上，臉色蒼白、嘴唇發青。

千萬別輕忽月經遲滯的徵兆，除了先天子宮問題，更可能是後天的子宮病變或功能失常！

養肝，對症才是王道

除了放任虛脫，妳還可以這麼做！

先檢查自己是否因過度減肥、營養不良，還是子宮發生異常病變，所導致的月經延遲問題。

有的人是因為剛生孕或小產，因而氣血失調，有的則是錯誤減重，致使肝脾功能下降，影響造血系統。

月經不調，導因於氣血不足、疏泄失調，因此需重視飲食調理，強烈的西藥容易體虛，反而無法真正調經理氣，針對不同症候採取對症的湯膳，血氣足，病痛自然除！

中醫
養肝法

肝脾腎，女性順經大三元：

- 肝：肝藏血，主疏泄，調節精神情志，促進消化吸收。
- 脾：主運化，主統血，主肌肉、四肢。
- 腎：藏精氣，主生殖，發育。

若是因肝脾腎功能失調，所導致營養失衡，血氣不足的情況，就需從肝、脾、腎統合調理，才能達到補肝、滋脾、益腎、固精、養血。

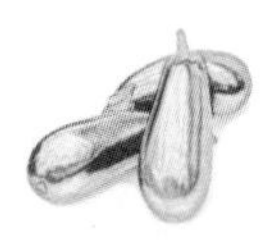
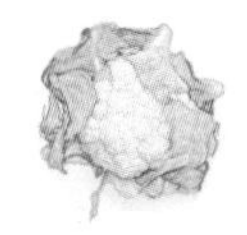

07

謝絕婦科，告別糾纏難捨的白帶！

帶下之症，主要是濕氣入侵，熱氣進逼所導致！

少油、不膩、捨炸、去燥，
同時避食生冷瓜果，
身體不發炎，生活好乾爽。

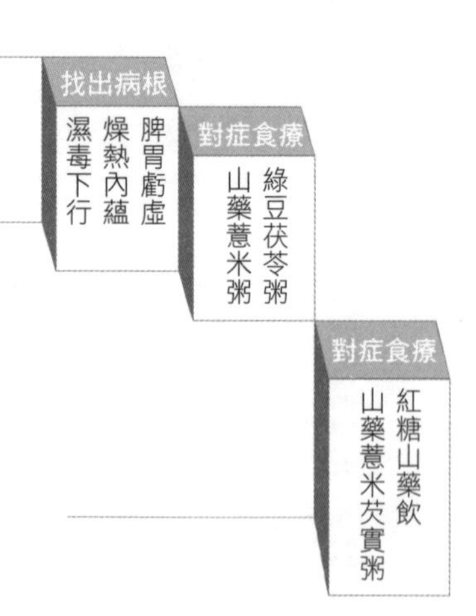

「白帶怎麼辦?濕濕黏黏好困擾!」

夏日炎炎,天氣悶熱,身體濕熱,正是女性私密處發炎的好發季節。

養肝,對症才是王道

女性朋友羞於啟口的問題,卻老是糾纏難解,反覆發生,除了影響日常起居,也影響工作與交友。

白帶不僅僅是讓人搔癢難堪的小毛病,更容易造成泌尿道,以及骨盆腔感染,大大增加不孕風險。

依中醫臨床經驗,白帶過多,導因於燥熱內蘊、濕毒下行,加上脾胃虧虛,身體消化系統失調,因此需藉由食療補充能夠滋陰清熱的食材,像是清熱利濕的山藥、去濕排膿的薏仁等。

中醫
養肝法

不藏私，這麼做潔淨又舒爽！

白帶，指的是女性陰道分泌物，一般而言帶有黏性、無異味，同時含有抑菌作用。若是白帶異常，就會有過多、腥臭、有色，呈現膿性或帶血。

想要斷絕白帶困擾，首重「健脾養肝」，平日少吃油膩、煎炸和燥熱食物，以及生冷瓜果也要避免。

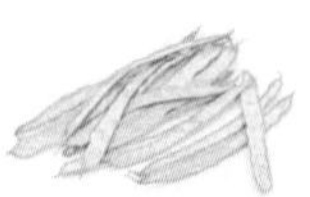
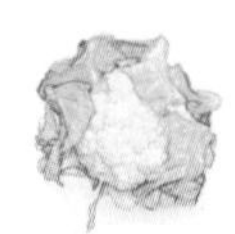
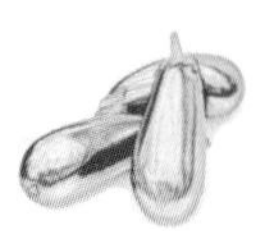

活血治貧，養心護肝為重點！

08

頭暈、昏厥、兩眼發直……吃這些，養肝救貧血

貧血族大作戰，極大原因在於肝功能不佳，氣血不暢。

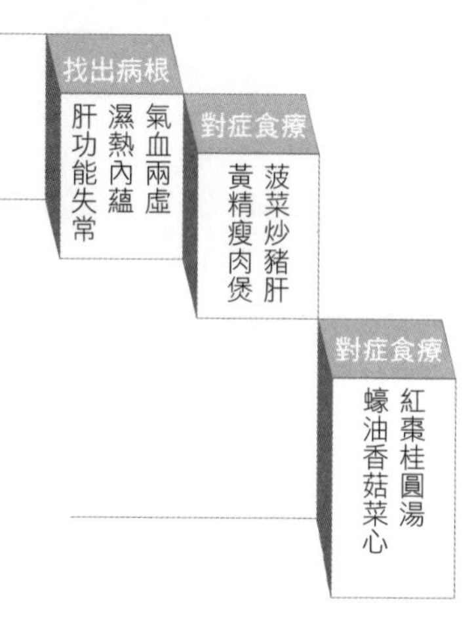

「怎麼才稍微走動一下，就感到疲憊不堪、四肢無力，還伴隨心悸？」
「老是注意力不能集中，還有頭痛、耳鳴症狀！」
「年輕參加三鐵都沒問題，最近跑個幾圈就氣喘吁吁、兩眼發直，真是老了！」
以上，只是貧血可能出現的徵狀，中醫臨床診斷，可分為幾大類：濕熱內蘊、氣血兩虛、脾腎兩虛、氣滯血虛等。

養肝，對症才是王道

針對中醫辨證，以上四種需要各別加強調養：去濕溫補、滋陰補腎、脾腎益氣、化濕去淤。
另外，國人常見缺鐵性貧血，則是因為缺乏鐵質，造成血紅素合成異常，血液中紅血球不足而稱之，採取食療養護為治本之道，著重心和肝兩臟器，補充鐵質，一來需要養肝明血（豬肝、紅棗、葡萄、桂圓），二來養氣益血（黃精），三來健胃潤腸（菠菜），四則多加攝取礦物質（香菇），提高新陳代謝，藉此增強細胞造血系統。

中醫
養肝法

肝功能失調，貧血跟著來！

針對「濕熱內蘊」造成的貧血，極大原因是出在肝功能不佳，才導致熱毒內生，氣血不順暢。因此，不能只依靠單純的養氣補血，還得清熱解毒、解燥去濕，疏肝理氣、通筋潤腸，才能打贏這場混亂的貧血族大作戰！

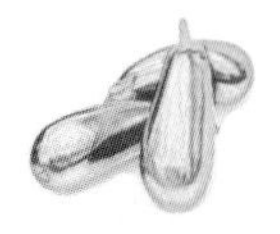
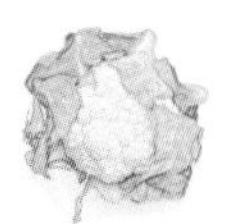
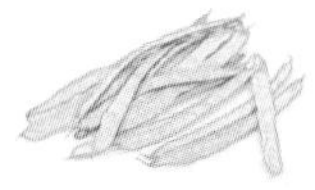

09 STOP！終結可怕增生，乳腺炎止步

一不小心，異常的乳腺增生，有可能發展成乳腺癌！

護胸抗炎三藥材，
絲瓜、綠豆芽、金針菜。

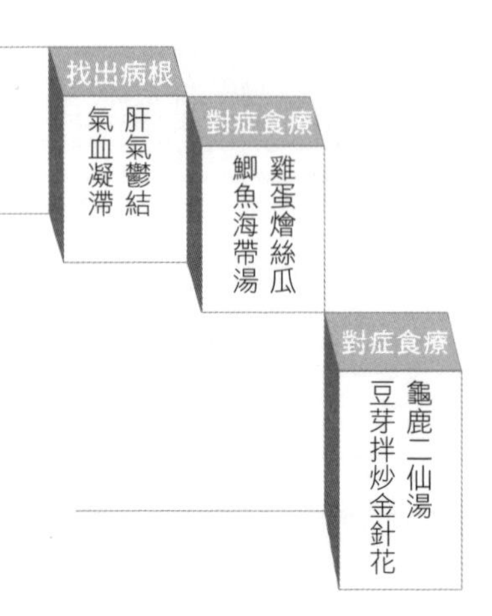

「天啊，右胸怎麼有不明的小硬塊？」

今年才三十的雅馨，洗澡中不經意摸到胸部，驚訝於突起的硬塊，嚇得她不知如何是好！剛生完孩子的明溱，近日餵食母乳時，發覺乳房隱隱脹痛，而且有難消的腫塊，讓她擔心這樣子哺乳安全嗎？

養肝，對症才是王道

有些年輕女性，可能在月經來時，會伴有乳房脹痛現象，造成輕微乳腺炎；孕後婦女，也會因為乳汁滯留，未能順利排出，會演變成急性乳腺炎。若是再加上睡眠不足、飲食失調、壓力等，也會相對加重症狀。

此時，需要藉由食療雙管齊治，攝取富含異黃酮的大豆食品、魚類，加強通經活絡、通乳清熱，從根本上疏理五臟、活血化瘀、滋肝補腎。

平時也要維持心情平和，多多按摩乳房穴道，同時避免環境荷爾蒙的侵擾（塑化劑等），才能真正解除乳房警報，跟脹痛和發炎情況永遠告別。

中醫
養肝法

護胸三食材，女姓朋友不可不知：

- 金針菜：消除乳癰腫痛、利尿化腫、養血平肝。
- 絲瓜：化瘀散結、行氣通絡。
- 綠豆芽：補腎消腫、調通經脈。

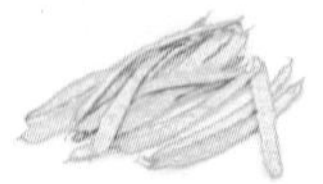

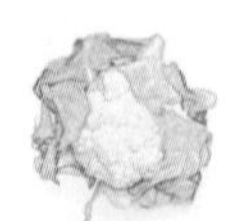

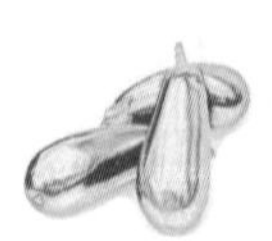

肝火過旺，除了導致便秘、口臭，
還會增加有形的體重！

10 跟著做，排毒消腫就用這一招

膽有多清，脈有多清；
人臥則血歸於肝。
十二臟腑經絡，對應生理時鐘，
休眠時應休眠，
肝膽才可自然排毒與修護。

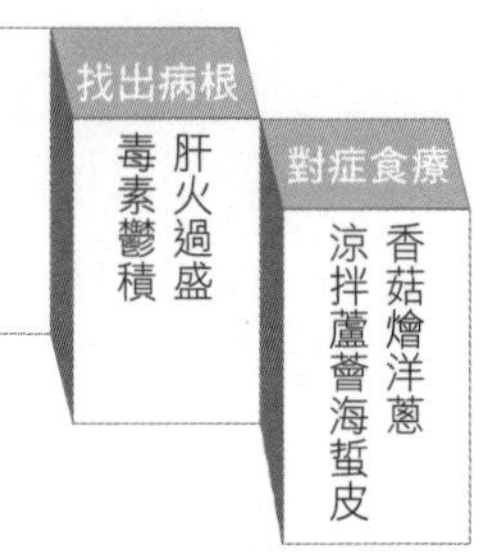

「脂肪堆積如山？拒當厚片人！」才剛剛交了男朋友的瑞熙，據說下個月就要訂婚了，這段時間卻發現體重直線增加，令她氣憤又苦惱。

正因為忙著籌備婚禮的事，飯沒多吃，還到處奔波張羅細節，沒想到卻胖了，臉上竟狂冒痘痘，還呈現蠟黃膚質，讓她私下嚷嚷這場婚禮乾脆取消好了！

養肝，對症才是王道

你可能不知道，當體內肝火過旺，可能會造成脂肪在皮下堆積，最後導致肥胖，贅肉纏身。由於身體的新陳代謝失調，無法順利排出脂肪與廢物，引致體火旺盛，因此需從清熱解毒入手，首選性涼的蘆薈，能夠治便祕，又能幫助排毒，消退亂冒的痘痘。

此外，忙碌的現代人，一旦壓力負荷過重，或是睡眠失常，導致體內毒素鬱積，身體平衡打亂，肥胖來了，健康遠了，百病自然叢生。

中醫
養肝法

保肝壯膽，和「黃帝」學養生！

《黃帝內經》提出十二時辰臟腑經絡，依據不同時辰，對應不同經脈：膽（十一點至一點）和肝（一點至三點）分據人體重要排毒時段，這些時間內應該進入睡眠（甚至是熟睡期），才能維持身心靈的健康平衡。

- 子時（十一點至一點）：

膽經當令，身體休息及修復起始。中醫說：「膽有多清，脈有多清。」此時應該已進入熟睡狀態。若是熬夜，將導致膽火上逆，引發憂愁、失眠、頭痛等症狀。

- 丑時（一點至三點）：

肝經當令，轉由肝值班。中醫認為：「人臥則血歸於肝。」若仍至丑時還未入睡，恐怕容易罹患肝病（肝炎、肝硬化、肝癌等），情緒多煩躁易怒，心神無法集中，記憶力減退等等。

11 脫髮困擾，再也沒有了

髮為血之餘，氣虛則血弱，頭髮自然留不住。

**肝藏血，腎藏精，
主骨生髓，
其精在瞳，其華在髮。**

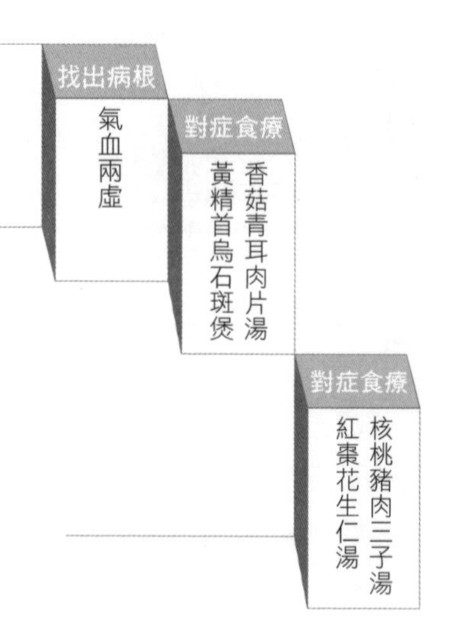

「怎麼一梳頭，頭髮就一大把一大把的掉？」

目前剛升高三的張茜茜，這一個月以來，每每整理頭髮就發現落髮情形，之前還會吵著媽媽幫忙綁馬尾、梳辮子，最近老望著鏡子落落寡歡。

養肝，對症才是王道

中醫理論：「肝藏血，髮為血之餘，髮落，血本竭也。」「腎藏精，主骨生髓，其精在瞳，其華在髮。」因此肝腎和頭髮有密不可分的關係，若是肝腎失調、血氣不足，頭髮自然無法牢固。

關於學齡兒童或青少年，面對落髮問題，大多是出於氣血兩虛。

肝腎兩虛導致目眩髮落，此時藉由食養滋潤、補血養氣，即能促進血液生發，加上心情不再抑鬱，養成正常作息，適當清潔頭皮，頭髮自然能健康順長。

中醫養肝法

這樣做，髮絲固牢牢：

中醫認為：「肝主血，其華在髮。」藉由補血涵氧的食療，可以幫助髮根牢固，頭髮光潤有彈性。

- 何首烏：補氣血，益精髓，烏鬚髮。
- 當歸：補脾，生血，通竅，活血。
- 菟絲子：補陰，益陽，養肌，固髮。

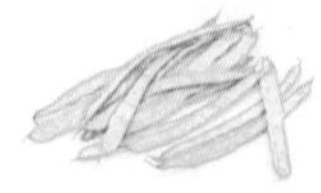
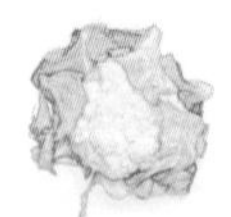
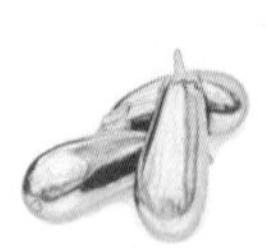

想要一頭烏黑髮，益氣養血就對了！

12 三千白髮絲？一招養出烏黑髮

**足少陰之經也，
腎主骨髓，其華在髮。
氣血虛，腎氣弱，
骨髓竭，髮則變白。**

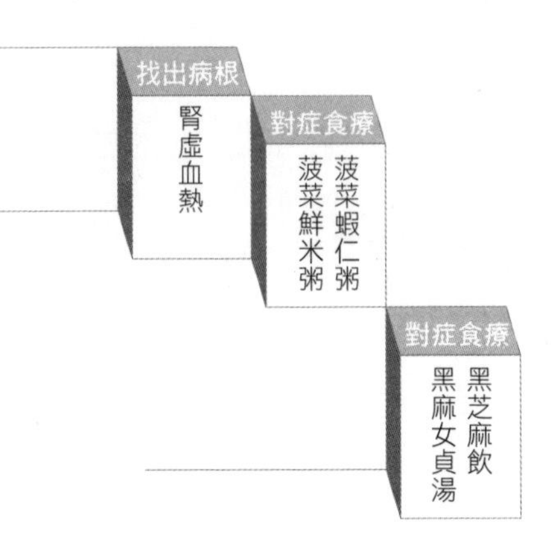

「白髮一直冒出頭，拔也不是，留也不是！」

甫升大一的雲翔，是標準的少年白，年紀輕輕，已經一頭花白的頭髮，剛進學校，讓人誤以為是學長，讓他相當尷尬！

養肝，對症才是王道

《諸病源候論》：「足少陰之經也，腎主骨髓，其華在發。若血氣盛，則腎氣強，腎氣強，則骨髓充滿，故潤而黑；若血氣虛，則腎氣弱，腎氣弱，則骨髓竭，故發變白也。」由此可知，血氣正是治本的關鍵！

針對腎虛血熱的少年白頭，首重養腎護肝，肝藏血、腎藏精，氣血衰弱，就容易出現白髮。老年人的白髮，出於機體衰退，或是長期營養不良、過度疲勞等情況。氣血不旺，頭髮就不能獲得滋養，同時無法茂密生長。

唯有肝腎通治，食膳調養得當，頭髮就有機會轉白為黑，由灰敗變成烏麗。

中醫
養肝法

神奇雙食材，回復年輕烏黑髮！

• 菠菜：
《本草綱目》記載：「通血脈，開胸膈，下氣調中，止渴潤燥」，性冷味甘的菠菜，有助養血潤燥，祛除胃熱，疏通血脈，是益氣養血的良方。

• 黑芝麻：
《日華子本草》提及：「補中益氣，養五臟」之效，能夠益氣力，滋肝腎，強心臟，有助滋養頭髮、固髮護髮。

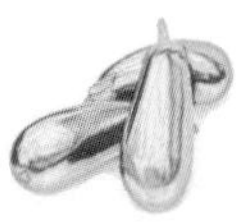
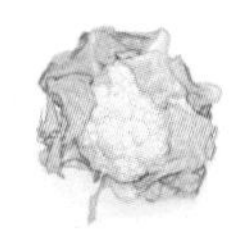

養肝回復法，顧肝這樣吃！

中醫理論所說的六淫（六氣）：
風、寒、暑、濕、燥、火。

「鬧水荒，肌膚發生土石流？」

「臉皮變成粗麻布，點解？」

《周易》：「易有太極，是生兩儀。兩儀生四象，四象生八卦。」人體如太極，需要陰陽調和，若是陰氣過盛，陽氣受到抑制，就會使身體阻滯不暢。

基於這種源於自然界氣候，水土不服所引起的身體失衡，所導致的相關疾病，即是中醫理論所說的六淫（六氣）：風、寒、暑、濕、燥、火。

藉由以下湯飲、食膳等「柔肝養血」，正是強肝養膚的關鍵！

35

山楂蜂蜜飲

食材 \ 陳皮、山楂各適量。

做法 \ 陳皮、山楂放入鍋中，加入開水後煮沸，冷卻後調入蜂蜜，即可飲用。

功效 \ 活血化瘀、消食健胃。

食用宜忌 \ 孕婦不宜食用山楂，脾胃虛弱者慎服。

36

絲瓜茯苓湯

食材 \ 白茯苓、白僵蠶、白菊花、絲瓜絡各十克，珍珠母二十克，玫瑰花三朵，紅棗十顆。

做法 \ 陶鍋中放入清水、食材，小火慢燉兩小時即成。

功效 \ 疏肝健脾，消斑。

食用宜忌 \ 體虛內寒、腹瀉者不宜多食絲瓜。

37

芝麻桃仁奶

食材＼胡桃仁三十克，黑芝麻二十克，牛乳、豆漿各兩百毫升，白糖適量。

做法＼胡桃仁和黑芝麻研磨成粉，再混入豆漿、牛乳相互攪拌，加水煮沸，最後放入適量白糖便可。

功效＼補肝益腎，消斑。

食用宜忌＼孕婦忌服桃仁，血燥虛者、便溏者慎服。另外桃仁有毒性，不易過量。

38

牛肉西芹雞蛋煲

食材 西芹五十克，牛肉一百五十克，雞蛋一個，米酒、食鹽各五克，高湯八百克，太白粉三十克，豬油適量，蔥、薑絲適量。

做法 西芹洗淨，切丁備用。鍋內放入豬油，待油熱後加入蔥、薑絲，聞到香味後再將加入牛肉末並炒開，倒入米酒再放入高湯。隨後加入西芹丁、米酒等所有調料，等到水煮沸，調入太白粉攪拌，最後淋入雞蛋清，邊攪拌，待湯燒開即可食用。

功效 皮膚變白，祛斑。

食用宜忌 腎炎者不宜食牛肉，脾胃虛寒、血壓偏低、腸滑不固、婚育期男士慎食西芹。

39

沙苑蒺藜魚肚煲

食材\ 沙苑蒺藜（潼蒺藜）十克，花膠（魚肚）二十克，香油、鹽等各適量。

做法\ 沙苑蒺藜用紗布包緊，花膠用水泡軟後切開，將二者放入陶鍋，加入適量清水煮成湯，淋入香油，加入鹽，攪拌均勻後即可享用。

功效\ 補充膠原蛋白，活氣補血，禦寒祛濕。

食用宜忌\ 相火熾熱、腎和膀胱偏熱忌用沙苑蒺藜，體質偏熱、肺功能不佳、高血脂、高血壓、感冒及小孩，不能食用花膠。

40

燕窩銀耳粥

食材\ 花旗參三十克，燕窩二十五克，乾銀耳三十克，枸杞十克，鹽適量。

做法\ 燕窩用清水浸透，洗淨備用，花旗參切成片狀，銀耳泡軟撕成小塊，枸杞洗淨。將食材放入陶鍋中，隔水燉煮三小時，加入適量鹽攪勻，即可食用。

功效\ 疏肝解鬱，美白潤膚。

食用宜忌\ 外感風寒、出血症、糖尿病患者慎用。

砂鍋魚頭芎芷湯

食材\ 川芎五克，白芷十克，鮭魚頭一個，薑、鹽各適量。

做法\ 鮭魚頭洗淨，放入熱油鍋煎至微黃取出，與川芎、白芷、生薑片和鮭魚頭一起放入砂鍋中，加入適量清水，文火隔水燉一小時，加入鹽調味即可。

功效\ 疏肝解鬱，活氣行血。

食用宜忌\ 暗瘡及熱氣者忌食。

薏米蓮子百合盅

食材\ 百合二十克，蓮子三十克，薏米兩百克，冰糖適量。

做法\ 百合磨成粉末，與薏米放入鍋中，煮沸之後加入蓮子繼續燉煮，直至薏米煮熟，最後放入適量冰糖調味即可。

功效\ 疏肝解鬱，安神鎮靜，養心補脾。

食用宜忌\ 寒涼體質、虛寒出血、腸胃不佳者忌食。

43

玫瑰熗羊心

食材＼ 乾燥玫瑰花辦一百克，新鮮羊心三百克，蔥、薑、鹽各適量。

做法＼ 玫瑰花用清水泡發，洗淨備用；蔥、薑切絲，新鮮羊心洗淨切成薄片；熱油中放入羊心爆炒，待變色後，加入玫瑰花翻炒，隨後放入蔥、薑和鹽，起鍋後即可。

功效＼ 疏肝解鬱，臉色紅潤。

食用宜忌＼ 心火熾盛者不宜。

鮮芹熗豬心

食材＼ 芹菜兩百克，豬心三百克，蔥、薑、蒜、醬油、米酒各適量。

做法＼ 豬心洗淨切薄片，放入米酒等醃漬三十分鐘，將蒜、薑放入熱鍋中爆一下，然後大火爆炒豬心，炒至水分收乾後，放入芹菜，後續加入鹽、醬油和蔥花翻炒均勻，即成。

功效＼ 疏肝解鬱，活氣行血。

食用宜忌＼ 脾胃虛寒、血壓偏低、腸滑不固、婚育期男士慎食西芹。痰濕者忌食豬心。

45

當歸煲老母雞

食材\ 老母雞一隻（約一千克），當歸二十克，蔥、薑等量共十克，食鹽四克，米酒半碗，胡椒粉適量。

做法\ 老母雞掏淨內臟，備用，當歸包入紗布再放入雞腹，加上蔥、薑、鹽等佐料。將上述食材放入陶鍋中，用小火燉煮，待雞湯呈乳白色後加入胡椒粉，即成美味湯膳。

功效\ 暖宮調經，補血活血。

食用宜忌\ 患有高血脂、消化道潰瘍、腎功能差、濕熱體質不宜。

46

白果蓮子烏雞粥

食材\ 烏骨雞一隻（約五百克），白果十五克，蓮子三十克，糯米三十克，胡椒粒適量。

做法\ 烏骨雞洗淨，將白果、蓮子、胡椒和糯米通通放入雞肚，然後縫合雞肚，放入陶鍋中燉煮，大火燒開後，關小火再煮三小時，加入調味料便可食用。

功效\ 暖宮調經，補血活血。

食用宜忌\ 白果不宜多食。

艾附暖宮湯

食材＼ 艾葉一百二十克，香附（莎草）兩百四十克，吳茱萸八十克，肉桂二十克，當歸一百二十克，川芎八十克，酒炒白芍八十克，地黃四十克，蜜炙黃耆八十克，續斷（又稱川續斷、和尚頭）六十克。

做法＼ 將上述食材用水煎服，即成。

功效＼ 暖宮調經，補血活血。

食用宜忌＼ 服用期間，忌腦怒、生冷。

48

枸棗湯

食材＼ 枸杞二十克，紅棗四十克。

做法＼ 紅棗去核拍爛，枸杞用水泡軟，將紅棗和枸杞放進沸水，悶蓋三十分鐘，即可代茶飲用。

功效＼ 滋陰補血。

食用宜忌＼ 感冒發燒、腹瀉者不宜飲用。

枸杞瘦肉盅

食材 枸杞五十克，瘦肉一百克。

做法 瘦肉切丁，枸杞用水泡軟。待水煮開後，加入瘦肉丁、枸杞，和適量的薑、蔥，熬煮三十分鐘，即可調味食用。

功效 滋陰補血。

食用宜忌 痰滯內蘊、身體發炎、感冒發燒、腹瀉者不宜。

枸杞燉雞肝

食材 枸杞二十五克，雞肝兩百五十克，菠菜適量，清湯一升，薑末適量。

做法 雞肝洗淨切片，放入沸水焯兩分鐘，除去腥味，再將雞肝放入煮沸的清湯，煮至快熟放入枸杞、菠菜等，煮上五分鐘即可，起鍋時撒入薑末即成。

功效 滋陰補血，補肝益腎。

食用宜忌 患有高膽固醇、肝病、高血壓、冠心症者不宜。

51

山藥枸杞排骨湯

食材＼枸杞二十克，山藥兩百五十克，排骨五百克，鹽、薑片等配料適量。

做法＼生排骨放入沸水川燙兩分鐘，撈出洗淨，再放入鍋中，加水煮沸，改用小火燉煮約一小時，放入枸杞和切塊山藥，再燉四十分鐘，放入鹽、薑片等，即成美味湯膳。

功效＼滋陰補血，補肝益腎。

食用宜忌＼便秘、糖尿病、男性患前列腺癌、女性患乳腺癌不宜。

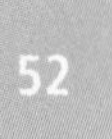

紅糖山藥飲

食材＼紅糖山藥飲

做法＼山藥洗淨切片，粳米洗淨，一起放入陶鍋熬煮成粥，煮到熟爛，最後可依口味調入適量紅糖。

功效＼健脾利濕，溫養腎氣。

食用宜忌＼便秘、糖尿病、男性患前列腺癌、女性患乳腺癌不宜。

53

綠豆茯苓粥

食材＼粳米一百五十克，茯苓五十克，綠豆三十克。

做法＼茯苓放入陶鍋，煎液取汁，再取茯苓汁和粳米煮成稀粥，最後加入綠豆，煮至綠豆熟爛，即可食用。

功效＼健脾利濕，溫養腎氣。

食用宜忌＼過敏、肝腎陰虧者慎服。

54

山藥薏米粥

食材＼粳米一百五十克，薏米二十克，山藥一百克。

做法＼薏米用水泡軟，山藥切成塊狀，粳米煮成稀粥後，加入山藥和薏米，再煮一個小時，即可食用。

功效＼健脾利濕，溫養腎氣。

食用宜忌＼便秘、糖尿病、男性患前列腺癌、女性患乳腺癌不宜。

55

山藥薏米芡實粥

食材 大米一百克，芡實、薏米各五十克，山藥一百克。

做法 薏米與芡實洗淨，水中泡發兩小時左右，再放入陶鍋熬煮，大火燒開後，改用小火熬煮半小時，然後倒入大米，再煮二十分鐘。最後放入切成薄片的山藥，再煮十分鐘，關火放涼即成。

功效 健脾利濕，溫養腎氣。

食用宜忌 便秘、糖尿病、男性患前列腺癌、女性患乳腺癌不宜。

56

菠菜炒豬肝

食材 菠菜一百克，豬肝二百五十克，薑、蔥適量。

做法 菠菜切段，豬肝切片，將生薑下鍋，熱油爆炒豬肝後加入菠菜，至菠菜嫩熟，再放入蔥段和適量調味，即可起鍋。

功效 健脾益胃，清熱解毒。

食用宜忌 高膽固醇患者忌食。

57

蠔油香菇菜心

食材\ 菜心兩百五十克，香菇五十克，蒜蓉少許，蠔油少許。

做法\ 香菇和菜心分別燙熟，香菇切成細絲，熱鍋下油，放入蒜蓉適量，清炒菜心後加入香菇絲，放入適量蠔油，即可起鍋。

功效\ 健脾益胃，清熱解毒。

食用宜忌\ 疥瘡、眼疾、體虛和嬰幼兒忌食菜心。脾胃濕寒、氣滯、痛風、尿酸者忌食香菇。

58

黃精瘦肉煲

食材\ 黃精（老虎姜）十五克，瘦肉一百克，薑、蔥適量。

做法\ 瘦肉切片，和生薑、黃精一同放入陶鍋，煮上一個小時，加入適量蔥段，即成。

功效\ 健脾益胃，清熱解毒。

食用宜忌\ 消化不良、痰濕者忌食。

59

豆芽拌炒金針花

食材\ 乾燥金針花二十克，綠豆芽三百克，油、鹽、醋、蔥等各適量。

做法\ 金針花用水泡軟，撈出備用，熱鍋中放入蔥花爆香，放入金針花翻炒，半熟時放入豆芽和醋，起鍋前加入鹽調味，即成一道美食。

功效\ 通經活絡，清熱通乳。

食用宜忌\ 脾胃虛寒者忌食。

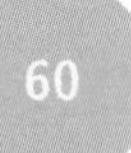

雞蛋燴絲瓜

食材\ 絲瓜三百克，雞蛋兩個，油、鹽、蔥各適量。

做法\ 熱鍋中將蔥爆香，放入絲瓜炒至八成熟時，倒入打碎的雞蛋翻炒，再加入鹽，淋入香油，即可起鍋。

功效\ 通經活絡，清熱通乳。

食用宜忌\ 體虛內寒、腹瀉者不宜多食絲瓜。

61

鯽魚海帶湯

食材 鯽魚兩百五十克，新鮮海帶絲（結）三十克，蔥末、薑片、花椒、黃酒、鹽、油等各適量。

做法 鯽魚留鱗洗淨，放入熱鍋中煎到三四成熟，加水煮湯；湯水沸騰後加入蔥末、薑片、花椒、黃酒和海帶，轉小火熬煮半小時，最後添加少許鹽調味，即成。

功效 通經活絡，清熱通乳。

食用宜忌 孕婦哺乳期間及甲狀腺亢進者忌食海帶。

62

龜鹿二仙湯

食材 龜膠、鹿膠各十克，適量紅糖。

做法 鹿膠、龜膠加水煮三十分鐘，依口味加入適量紅糖，待糖溶化關火。

功效 通經活絡，清熱通乳。

食用宜忌 感冒、發燒等發炎時，忌食。

香菇燴洋蔥

食材\ 洋蔥兩百克，香菇兩百五十克，油、鹽、薑、蒜、醬油等各適量。

做法\ 香菇放入沸水中燙熟後，撈出備用，熱鍋中放入薑絲、蒜爆香，再放入香菇和洋蔥翻炒，洋蔥快熟時放入鹽、醬油等調味，翻炒均勻即可起鍋。

功效\ 清熱解毒，預防心血管疾病。

食用宜忌\ 皮膚搔癢、眼疾、胃病者不宜此方，熱病患者忌食洋蔥，痛風、尿酸、脾胃濕滯忌食香菇。

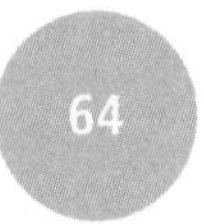

涼拌蘆薈海蜇皮

食材\ 鮮蘆薈兩百克，海蜇皮二十克，黃瓜一小段，麻油、醋、鹽、醬油等各適量。

做法\ 蘆薈放入開水川燙兩分鐘，撈出切塊，海蜇皮過水除去鹽分，黃瓜切絲。將上述材料擺入盤中，澆上醋、麻油、鹽、醬油調成的汁，即可。

功效\ 清熱解毒，有助減肥。

適用對象\ 脾胃虛弱、陽氣不足者不宜。

65

紅棗花生仁湯

食材\ 紅棗十五顆，花生一百五十克，紅糖適量。

做法\ 花生米泡水，取下花生皮，將棗和花生紅皮放入鍋中，再加入浸泡花生米的水，煮三十分鐘後加入紅糖，放涼飲用。

功效\ 補血養氣，顧肝益腎。

食用宜忌\ 體燥、糖尿病、月經期間忌食紅棗。痛風、胃炎、體寒便溏者忌食花生。

66

核桃豬肉三子湯

食材\ 瘦豬肉一百五十克，女貞子二十克，菟絲子二十克，乾覆盆子二十克，核桃十二克。

做法\ 女貞子、覆盆子、菟絲子洗淨備用，核桃肉搗碎，瘦肉洗淨切成大塊，將上述食材放入陶鍋，熬煮出味，加入薑、蔥以及其他調料，去渣，即可飲用。

功效\ 補血養氣，顧肝益腎。

食用宜忌\ 肺炎、支氣管擴張患者忌食。

67

香菇青耳肉片湯

食材\ 青花菜兩百五十克，香菇十克，木耳十克，薑五克，鹽、蠔油各適量。

做法\ 青花菜洗淨切小朵，木耳洗淨泡發切絲，香菇洗淨泡軟切絲，豬肉洗淨切薄片，再用鹽、蠔油等醃漬兩小時，鍋中加水燒開加入薑片、香菇及木耳，煮開時加入肉片，再次煮開加入鹽調味，攪拌後便成。

功效\ 補血養氣，顧肝益腎。

食用宜忌\ 患有出血性疾病者不宜此方。孕婦不宜多食木耳。脾胃濕滯、痛風、尿酸忌食香菇。

68

黃精首烏石斑煲

食材 何首烏二十克，黃精十克，當歸十克，石斑魚五百克，薑、蔥、蒜適量，食鹽少許，米酒半碗。

做法 何首烏、黃精、當歸加三碗水熬成一碗，倒出備用。蔥切段、薑切片備用，石斑魚洗淨切圓塊，放入陶鍋加入上述汁液和薑片同煮。煮熟後盛碗，加入鹽和蔥、蒜和米酒，便可食用。

功效 補血養氣，顧肝益腎。

食用宜忌 消化不良、痰濕忌食黃精。大便清瀉、濕痰者忌食何首烏。

黑芝麻飲

食材\ 白糖、黑芝麻粉，各約五十克。

做法\ 白糖、黑芝麻粉等量拌勻，每日早晚以溫開水沖服，也搭配豆漿、牛奶、粥（長期食用效果為佳）。

功效\ 滋肝補腎，強心臟。

食用宜忌\ 慢性腸炎、腹瀉便溏者忌食。

黑麻女貞湯

食材\ 黑芝麻兩百五十克、女貞子五百克。

做法\ 黑芝麻、女貞子放入鍋中，用水煎服約二十毫升，一日二至三次。

功效\ 滋肝補腎，強心臟。

食用宜忌\ 慢性腸炎、腹瀉便溏者忌食黑芝麻。脾胃虛寒、陽虛泄瀉忌食女貞子。

菠菜蝦仁粥

食材＼菠菜三百克，大米兩百克，蝦仁五十克，鹽十五克。

做法＼大米浸泡二十分鐘後，放入陶鍋熬煮，蝦米洗淨泡發五分鐘，再入鍋。菠菜洗淨切小段，待大米煮成稀粥後加入，繼續煮至菠菜變軟，放入食鹽，即可食用。

功效＼通血脈，益氣養血。

食用宜忌＼蝦屬發物，身體發炎、熱毒者、過敏者不宜。

菠菜鮮米粥

食材＼菠菜、粳米等量共五百克，食鹽適量。

做法＼菠菜洗淨，用熱水川燙兩分鐘，切段備用。粳米洗淨煮粥，煮熟時加入菠菜，待粥變稠後，放入適量食鹽，關火即成。

功效＼通血脈，益氣養血。

食用宜忌＼一般人均適合。

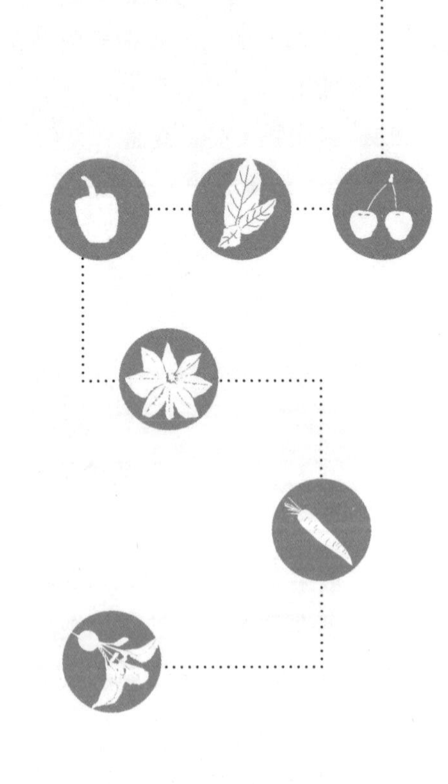

Part 3

50 歲以上必學！

預防高血脂、肝硬化、白內障調養食療方

肝功能失調，影響肝臟的疏泄排毒能力！

尤其是上了年紀的中老年人，面對排毒失利，就容易造成毒素淤積，增加染患高血脂、脂肪肝、肝硬化等病變。

年老，不該是體質虛弱的代言人！

藉由食補強身健體，滋養五臟（心肝脾肺腎）六腑（膽、小腸、胃、大腸、膀胱、三焦），迅速修護元氣，改善氣衰體虛情況。

養肝健脾，人自然不老！

01

終結脂肪肝，這樣吃強肝又降脂！

拒絕肝包油，首要不能肥胖！

**脂肪肝為可逆之症，
三大要點——
慎之在重，戒之在酒，
避之在油。**

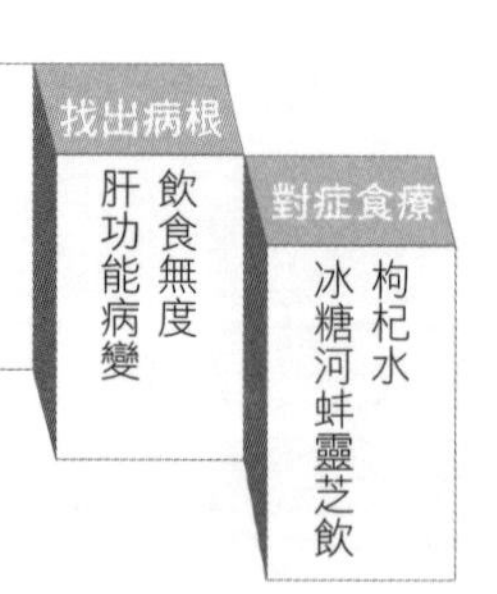

「天天一杯手搖飲，竟然也得脂肪肝？」

被稱為「萬病之源」的脂肪肝，一旦染患，導致肝硬化或肝癌的機率也將跟著大幅上升，同時還可能伴有糖尿病、高血壓、心血管等中老年文明病。

由於飲料當中含有高濃度的玉米糖漿，糖份會轉換成三酸甘油酯，堆積在肝臟，形成甩都甩不開的脂肪。

養肝，對症才是王道

現代人飲食西化影響，炸雞、飲料取代正餐，外加高糖高油的零食不離手，因此，可以看到脂肪肝已不再是中老年人的專利，而有年輕化趨勢，甚至連國小學童也染患此疾。

所幸，脂肪肝屬於「可逆」症狀，首要之舉——就是減重，避免飲酒、高糖高油的垃圾食物！

除了減重之外，藉由食療調理，更能幫助恢復受損的肝臟細胞，達到養肝健脾、消脂降壓、化濕去痰的目的。

中醫
養肝法

枸杞好物，讓人清肝又明目！

肝功能失調，影響肝臟的疏泄排毒能力，因此脂肪肝絕非胖子的專利，瘦子也需要留意！
枸杞能有效消除脂質，平日可多飲枸杞水！

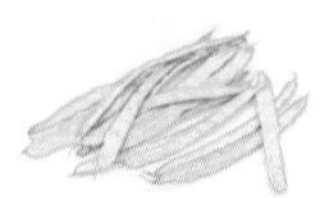
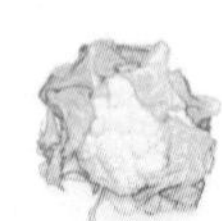
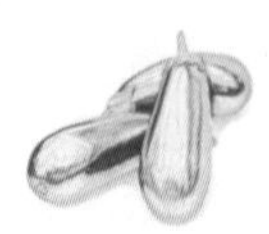

小心「囤積症」上身，就從今日，
丟掉不必要的脂肪吧！

02 改變「三個」小習慣，甩掉血脂超有效！

**抽菸、飲酒、高油高糖飲食，
容易造成高血脂，
心悸、胸悶、頭暈、乏力，
將相繼出現。**

找出病根
血管堵塞
飲食無度

找出病根
肝膽排毒失常
脂肪代謝失常

對症食療
冬筍湯
香芹燴筍菇

「年紀越大，肝指數自然跟著升高？」

「我的寶貝是不是也有高血脂問題？」

開啟高血脂的警報關鍵字，大約脫離不了以下情況：抽菸、過度飲酒、習慣高糖、高油、攝取過多飽和、反式脂肪、缺少蔬果等膳食纖維等，後續依程度將伴隨著胸悶、心悸、頭暈、疲乏、無力、胸痛、肢體麻木等症狀出現。

你，中了幾項？

養肝，對症才是王道

血脂，顧名思義，就是血液中的脂肪！

血脂異常，血液中不好的血脂濃度過高，即高血脂症，隨著年齡增加，膽固醇代謝能力變差，加上現代人對於熱量攝取過度（精緻飲食），讓多餘的熱量通通轉化為脂肪，囤積於身體和器官，加上缺乏運動，肝膽排毒失常，長期下來造成血管內壁堵塞，形成動脈硬化、血栓，甚至是心血管相關疾病等。

中醫
養肝法

不可不知新一代隱形殺手！

根據統計，台灣成年人高達半數罹患脂肪肝，形成大眾「通病」，不過無須過度擔心，只要透過健康的生活和飲食調理，仍可以找回健康的身體！

拒絕高血脂，護肝保心的新生活守則：

- 飲食清淡：
  避免精緻食物（如糕點甜品、炸雞漢堡等），勵行高纖粗食（糙米、燕麥等）。
- 戒菸少酒：
  菸酒無度有害身心，增加罹患疾病的機率，應該避免，改換其他紓壓方式，同時沒事多運動，飯後散步。
- 改變烹調：
  少油少炸，改以蒸煮滷方式，藉由食療調養身體，恢復淨化肝膽，提高排毒機制。
- 固定檢測：
  測量血脂值，留意三高（血糖、血壓、血脂），定期追蹤身體情況。

03 一定要學的「蟲草煲鮮鴨」！護肝、補心、養脾，一次到位

胃口好，人自然不老，
滋養五臟六腑，修護元氣，
改善老年人氣衰體虛。

找出病根
體弱氣衰
臟腑勞損

找出病根
營養不良
食慾低落

對症食療
蟲草煲鮮鴨

「好漢不提當年勇！」年屆花甲的老董，三不五時就傷風感冒，一副體虛乏力的身形，走起路來搖搖顫顫，卻老是逢人吹噓「年輕如何強健」、「當時怎樣勇猛」。

剛聽時頗為新鮮，時日一久，發現說的都是同一套劇情，不免叫人意興闌珊，讓人想到老後的生活，可不能活成這般「懷想歷史」的模樣！

養肝，對症才是王道

年老，不該是體質虛弱的代言人！如今的高年級實習生，正大行其道。

年齡漸長，身體臟腑也將慢慢走下坡，稍微著涼就會感冒，而且病後恢復緩慢，也提不起食慾，這屬於體質衰弱。藉由食補強身健體，滋養五臟（心肝脾肺腎）六腑（膽、小腸、胃、大腸、膀胱、三焦），迅速修護元氣，改善氣衰體虛情況。

當胃口好了，人自然不老！

中醫
養肝法

護肝、補心、養脾，一次顧到好！

老年人的疲乏虛弱，若是顧此反而失彼，因此需要全身性的調養，選用御用名方——蟲草煲鮮鴨，連武則天也愛不釋手的宮廷漢方，護肝明目的蟲草，搭配滋補強身的土鴨，一週一次，護肝、補心兼養脾，輕鬆改善身體虧損，找回當年的活力與神采。

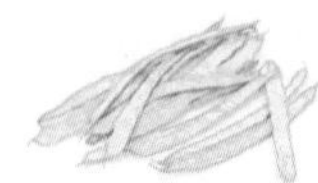
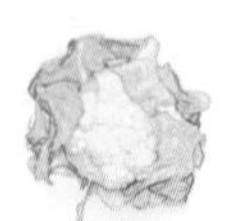
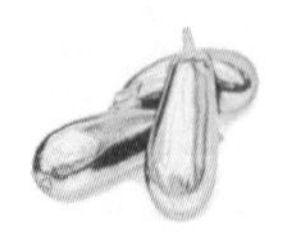

疏肝解鬱，讓內分泌不再失調！

04

吃這些，改善甲狀腺、預防心臟病、腦中風，一定要知道！

當甲狀腺異常——
凸眼、心悸、盜汗、
手抖、易怒、
脖子腫脹、四肢乏力。

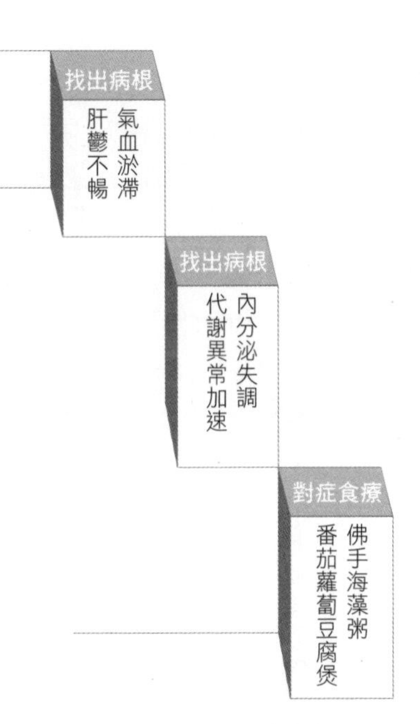

心悸、手抖、易怒、凸眼、冒汗、視力模糊、脖子腫大、四肢無力……

「蝦咪，連青壯族都淪陷的甲狀腺亢進！」

養肝，對症才是王道

腦中風的兇手——甲狀腺異常，亢進的甲狀腺，也會增加罹患甲狀腺瘤、心臟病、腦中風的相關病變和危機！

一般來說，甲狀腺機能亢進以遺傳為多，但是過於忙碌、熬夜和壓力，都有可能誘發疾病。想要避免誘發甲狀腺疾病，平日就要避免過度勞累，切勿暴飲暴食和刺激性食物，以及含碘食物也要避開，像是紫菜、海帶、髮菜、昆布、海藻、生蠔等。

中醫理論強調「藥食同源」的概念，針對亢進的病兆，患者出現食量增加，體重卻減輕的營養失衡現象，需要長期進行食養調理，特別著重在疏肝解鬱、活血化淤。

中醫
養肝法

遠離心跳一百、**徹夜未眠的恐懼！**

心臟狂跳，彷彿乘坐瘋狂號雲霄飛車，整夜無法安眠，心情靜不下來，焦慮感卻持續飆升，小心，可能是甲狀腺異常的警訊。

長養身體，不需等到症狀出現，在身體風暴尚未侵襲之前，打好基礎，才能在作戰時安然而退。

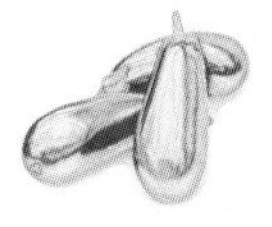
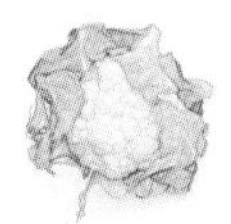
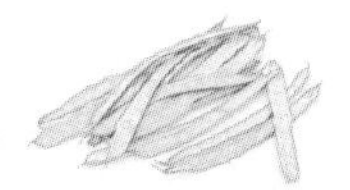

三分醫，七分養！求好孕，吃對食物就行。

05 吃對「三樣」食物，打造「助孕」體質！

活血理氣，
打造一個適合養胎的好體質。
當月經時間和流量正常，
等於營造一個有益受孕的環境。

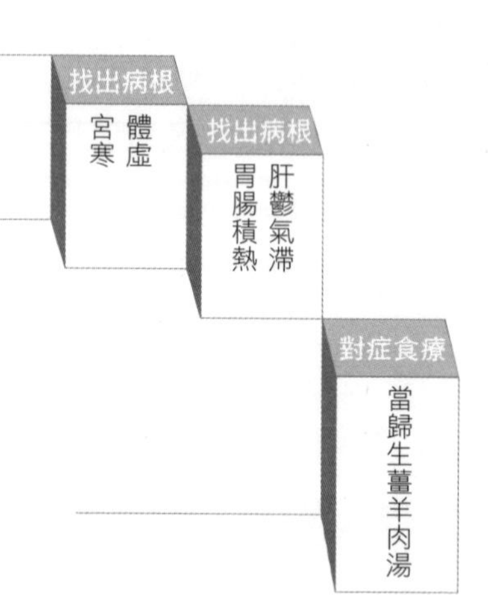

「想要一個寶寶，真的有這麼難嗎？」

晚婚時潮興起，許多大齡女子結了婚，才驚覺生不出孩子！

「背心！喔，背心！只能背對背無法心連心——」昔日青春偶像，搖身一變成為「最強媽媽」，資深玉女陳明真以四十八歲高齡生下雙胞胎，據傳讓許多高齡熟女「做人成功」的秘訣，正是藉由中醫食膳調理，提高受孕機會，同時打造一個適合養胎的體質。

養肝，對症才是王道

「結婚六年多，怎麼一點聲響也沒有？」

除了高齡產不易，有越來越多的年輕女性也有不孕不育的困擾，聽著長輩的叨唸，雅琪內心也跟著焦急起來。

根據中醫臨床來看，當月經長期時間異常，經期量少且伴有疼痛現象，極有可能是不孕的前兆，需特別當心！

由於精血虧虛，導致月事失調，加上肝腎不足導致體質損傷，因此有懷孕念頭的女性，要開始妥善養血理氣，藉由食療治療虛損、滋補體寒的身子。

中醫
養肝法

寶寶不說？偷偷告訴你的好孕秘訣！

當月經時間和流量正常了，等於營造出一個有益受孕的環境。精選三種補血活氣的食材，求孕可多吃：

- 冬蟲夏草：養肝補腎，益氣滋身。
- 當歸：補血活血，改善月經不調症狀。
- 羊肉：補虛溫肝，男女適用。

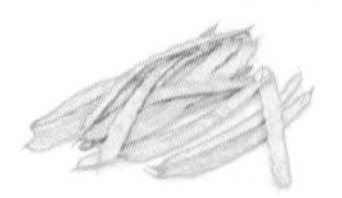
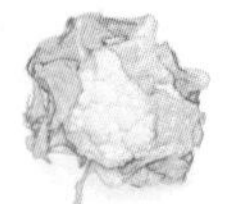
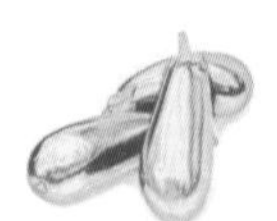

缺奶大作戰，先改善媽媽的營養問題！

06

媽媽一定要知道！充足奶水這樣做，寶寶好營養，媽媽好健康

補血通乳，解鬱去滯，
母體營養了，
寶寶不再肚子餓。

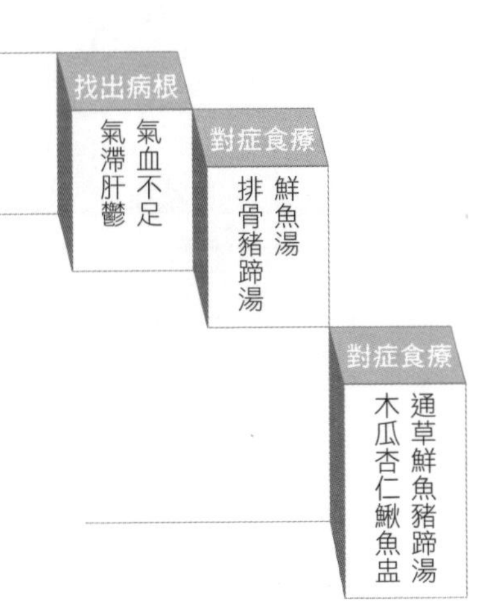

「哎呀！想讓寶寶健康喝母奶，卻遇上奶水不足！」

剛生產完的夢筑，親自為孩子喝奶時，發現無法讓孩子吃飽，護理師說奶水分泌不足量，讓她頓時慌了手腳，喜悅的心情瞬間急轉直下。

養肝，對症才是王道

新手媽媽經常面對千奇百怪的育兒問題，奶水不足正是其中之一。

撇除掉心理原因、餵養方式不當，大多奶水不足大多是氣血不足、肝鬱氣滯所引致。究其根源，就是母體的營養失衡，氣虛導致泌乳機制失常。

藉由食養方式，主力在於補血通乳，刺激泌乳反射，當母體營養補充回來，媽媽的氣色會跟著紅潤，乳水自然增加，寶寶也就不再哭鬧肚子餓了。

中醫
養肝法

泌乳大NG，禁吃！

根據醫學研究報導，餵食嬰幼兒母乳，有助增加寶寶抵抗力，同時提供成長所需營養，其中包含乳糖、脂肪酸、鈣質、蛋白質、胡蘿蔔素、葉酸、銅、碘、鐵、鈉，以及各種維他命。

- 韭菜、人參：抑制乳汁分泌，導致母乳不足。
- 麥芽、麥粉：抑制乳腺分泌，使乳汁減少。
- 辛辣刺激、醃漬品：容易透過乳汁，影響寶寶發育和健康。

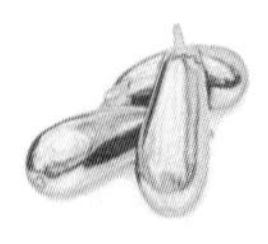
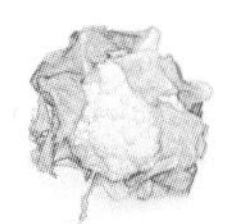
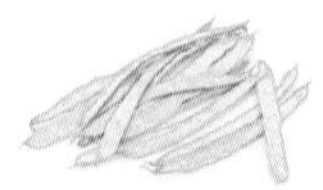

07 每天喝一碗，簡單顧好肝，開心度過更年期！

東方生風，風生木，木生酸，
酸生肝，肝生筋，
筋生心，肝主目……。
——《黃帝內經》

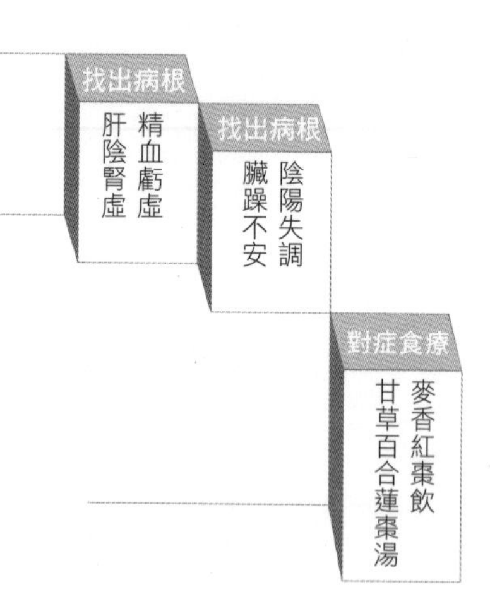

「焦躁難耐，難道更年期提早來報到？」

女性朋友在五十歲左右，面臨卵巢功能慢慢衰退，月經次數減少，卵巢開始停止製造女性荷爾蒙，導致生理機能減退的相關症候群。

然而有些人在正式停經前，就會開始出現更年期的前期徵狀，又稱為「近更年期」，著實為生活帶來不小的困擾。

養肝，對症才是王道

更年期，又稱絕經期，讓屆齡的男女都望而卻步！

尤其是女人，伴隨更年期而至的，就是容貌衰老、腸胃躁動、情緒低落、脾性易怒，就連醫書經典《金匱要略》就有記載：「婦人臟躁，喜悲傷，欲哭……」

難道跨過年齡界限，更年期就像緊箍咒一樣，只會牢牢鎖住人生？不—不—不——，更年期導致臟腑不安躁動，陰陽失衡造成抑鬱加重，此時，從食養療方下手，理氣養血、滋腎養肝，就能減緩並改善更年期相關症狀。

中醫
養肝法

搞懂五行學說，身體沒煩惱！

根據《黃帝內經‧素問》：「東方生風，風生木，木生酸，酸生肝，肝生筋，筋生心，肝主目……」得出肝屬木、腎屬水、脾屬木等等。由於五行有相生，即有相剋，水生木，因此肝腎之間互為表裡，肝不好，腎氣就受到影響；木剋土，因此肝出毛病，初步就會顯現於腸胃上，不可輕忽微小警訊。

中醫理論講求「天人合一」，順天應人，關照身體各處，顧好五臟六腑，就能健康過好日！

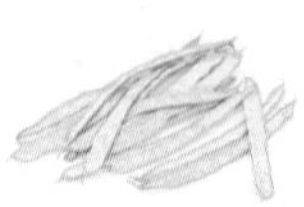
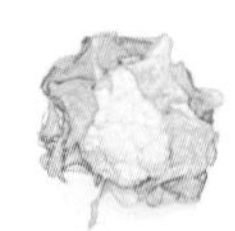
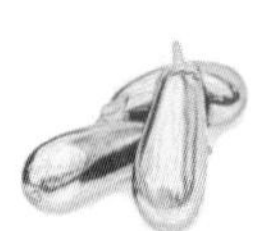

枸杞子，讓你免疲憊，絕對有精神！

08

枸杞是強力「抗老化」食物！不只護眼，還讓你肝臟健康、精神百倍！

枸杞味甘，性平。能補益精諸不足，易顏色，變白，明目，安神，令人長壽。

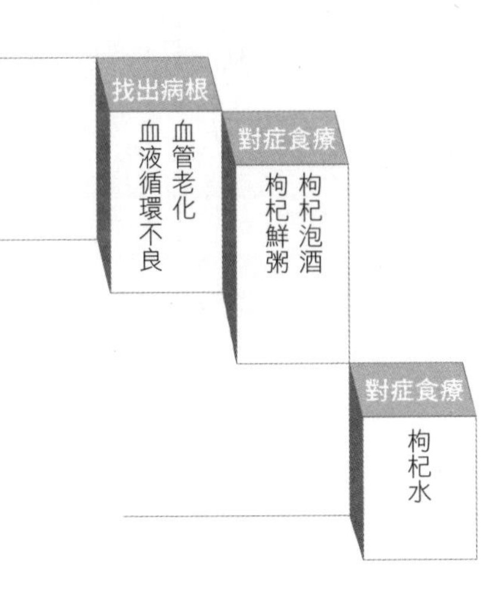

「年紀大了，走不動了！」

過去常和兒女假日爬山的黃伯伯，邁入六十五歲之後，髮蒼蒼、視矇矇、腦鈍鈍，已經感到體力大不如前，最近被孫子發現看電視竟看到睡著，現在連走幾步路就覺得筋骨痠疼，更別說前往象山、陽明山等親山步道了！

養肝，對症才是王道

「老伴，你還健康嗎？」

台灣正式邁入高齡化社會，目前的勞動人口比：每六人就扶養一位老年人，再過九年，當二〇二五年到來，每五個人就會有一個人超過六十五，到二〇六一年，每十人之中甚至高達四人超過六十五歲。

很難想像，少子、人口老化，已經成為刻不容緩的國安問題，因此，如何做一名健康有活力，而且有能力自主的老人，顯得更加重要！

針對解決家中長者疲憊無力症狀的食養，主要需要先提高食慾，維持腸道暢通、增強抵抗力，以及促進血液正常循環，防止動脈血管硬化等老年疾病。

中醫
養肝法

枸杞，天然抗老化食材！

老化警鐘敲響不用怕，照顧好自己，健康趴趴走，兒孫免煩惱。

枸杞能滋肝補腎、益精明目，有助年長者強身健體，防老化的器質性病變，像是護眼、防治疲憊、改善脂肪、血管硬化、細胞衰老等。

諸多中醫都證實其良效，像是《神農本草經》：「主治五內邪氣，熱中，消渴，周痺。久服堅筋骨。」《藥性論》提出：「味甘，平。能補益精諸不足，易顏色，變白，明目，安神，令人長壽。」《本草綱目》記載：「蓋其苗乃天精，苦甘而涼，口焦心肺客熱者宜之。根乃地骨，甘淡而寒，下焦肝腎虛熱者宜之。」

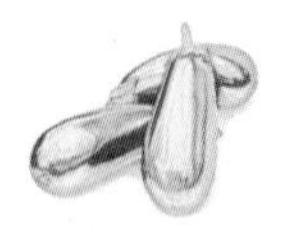

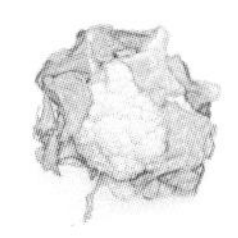

養護肝臟，首要之務——戒酒癮！

09

常喝「這種茶」，解毒、預防細胞受損，有助於降低肝指數！

君子有三戒：
戒之在色，
戒之在鬥，
戒之在得。

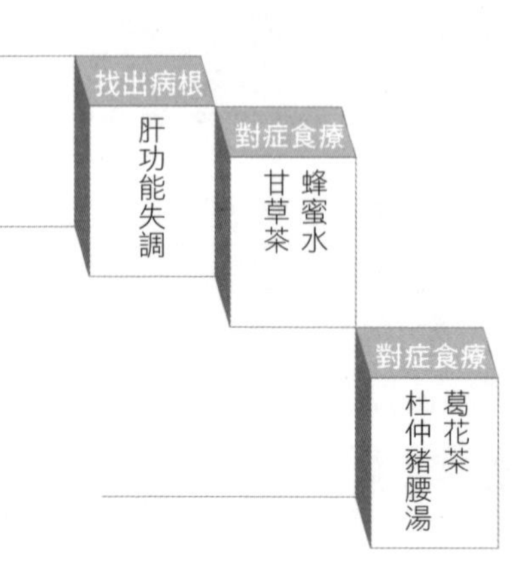

「酒癮難根除？」飲酒無度，損肝害病！

至聖先師孔子曾開示云云弟子：「君子有三戒：少之時，血氣未定，戒之在色；及其壯也，血氣方剛，戒之在鬥；及其老也，血氣既衰，戒之在得。」

其實，還漏了一戒──戒酒。

養肝，對症才是王道

過度飲酒，除了傷肝，還會傷心，增加罹患肝炎、脂肪肝、肝硬化、心律不整、心臟病等風險，加速老化和身體的崩壞。

適度飲酒，有益放鬆身心，然而現代人應酬交際頻繁，為了「交陪」難免黃湯下肚，或是興致一來，一杯皆一杯，其實有害健康。日子一久，肝指數直線飆升，衍伸的相關病變，可是再多的悔恨都來不及。而且一旦飲酒後開車上路，害人又害己，戒之慎之。

愛護肝，以酒代茶，不要輕易乾杯！捧場盡興之餘，也要為身體留一條安全的回家路。

中醫
養肝法

養肝很簡單，自做甘草茶！

《神農本草經》列為上品的甘草，性平味甘，含有甘草酸，可抗發炎、抑制腫瘤，《本草綱目》指出：「諸藥中甘草為君……有國老之號。」能夠解毒、祛痰、止痛、抗痙攣，保護肝臟，預防細胞受損。

平日可多喝甘草茶，簡單動手做：取甘草二十克，用適量開水沖泡成一壺（或一杯），代茶飲用。

（編註：由於甘草會導致腎血壓升高，功能不佳和高血壓患者，不宜此法。）

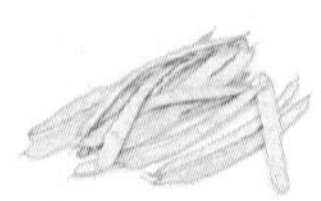
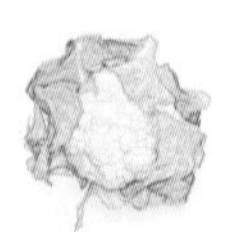
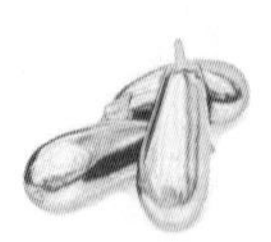

注重飲食調養，有助預防大腦退化病變！

10

多吃「紫菜」，預防老年痴呆，一定要嘗試！

「腦為元神之府。」
當元氣失守，
腦筋無法清明。

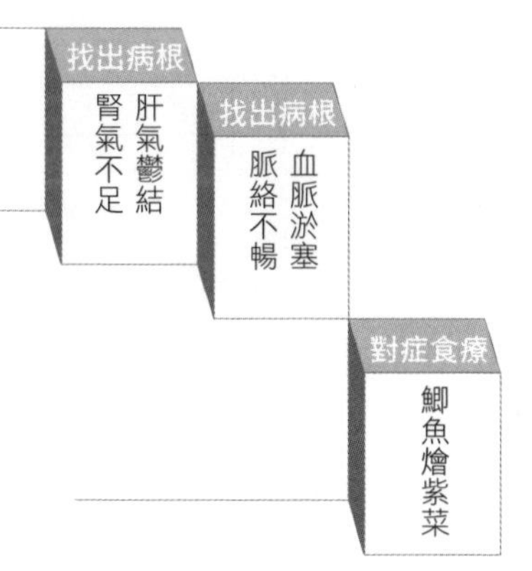

「老年癡呆無藥可救？」

「失智症，只會越來越糟，逐漸喪失身體所有機能？」

老話一句，預防勝於治療，當自己或家中老者有迷路、記不住人、找不到物品、情緒不穩、無法正常言語、行動障礙等情況，這時就要當心，可能已經患有失智症了！

養肝，對症才是王道

明朝醫學家李時珍曾說：「腦為元神之府。」當元氣失守，腦筋就無法清明。由於失智，屬於一旦發生就會不斷惡化、無法逆轉的疾病，但是仍然可以藉由食養達到控制和穩定症狀，減緩失智相關症狀的發生。

輕則忘東忘西，重則影響生活的老年癡呆，家人往往害怕長者獨自上街走失或出意外，無形中造成負擔，根據中醫臨床經驗，大腦犯癡發傻，主要對應在腦、肝、腎，出於腦中血液阻塞、肝氣鬱結、腎氣不暢，藉由食養活化腦力、補肝強腎，就能對抗可怕的遺忘。

中醫
養肝法

加強大腦力，有請腦黃金！

根據現代醫學證實，當大腦的神經傳導物質乙醯膽鹼缺乏，才導致失智症，針對中醫食膳方，有「腦黃金」之稱的魚腦，含有豐富DHA，搭配活化腦細胞的紫菜，有助填髓醒腦，加強記憶力。

此外，平時可以多多動腦，藉由象棋、拼圖、寫字、讀書、背單字等，都有助活絡腦細胞，減緩失智。

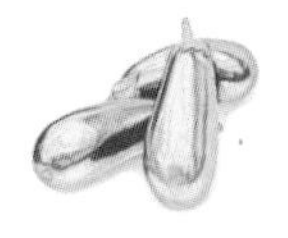
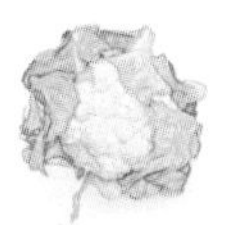
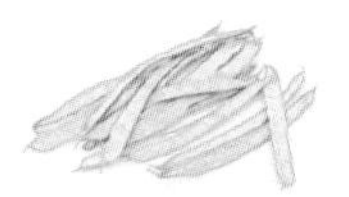

促進眼部血液迴圈，即能改善視力！

11 「十種」健康食物，防止老花、白內障，搶救惡視力！

行氣活血，恢復眼部血液迴圈，眼睛自然晶亮清明。

找出病根
營養不良
身體功能退化

對症食療
冬筍炒雞肝
亮眼枸杞糙米湯

對症食療
護眼蔬果飲
胡蘿蔔蘋果汁

對症食療
炒菠菜
枸杞菊花茶

「天氣怎麼老是陰陰的，眼前一陣霧茫茫！」

當眼睛晶狀體發生混濁，造成視茫茫，即是白內障。

緊盯著iPad、平板追劇的小真，平常也會關燈滑手機，最近老覺得眼睛前面有塊白霧，頻繁揉眼睛仍擋在哪裡。

養肝，對症才是王道

中醫稱為「青盲」的白內障，會隨著年齡而增加罹患風險。

中老年人因為身體機能退化，導致眼球供血不足，加劇水晶體調節失調，造成彎曲變形，影響正常觀看的權利。

然而，現代人用眼過度，眼球提早老化報銷，老花、白內障已經不再是老年人的毛病，才三十幾歲的低頭族、工程師、上班族，都有了「茫茫人海看不清」的痛！

因此，藉由食膳療養，需從養肝明目出發，同時行氣活血，恢復眼部血液迴圈，血氧充足後，視力就不再模糊了！

中醫
養肝法

護眼十料，讓你亮眼晶晶！

- 枸杞：補肝強腎，養腎明目。
- 菊花：去肝火，滋陰明目。
- 冬筍：通經活脈，養肝明目。
- 堅果（開心果）：含有葉黃素與玉米黃素，預防黃斑部病變。
- 番茄：維他命C能抗氧化，減少光害。
- 藍莓：富含花青素，有助恢復眼睛疲勞。
- 菠菜：富含葉黃素，預防視網膜老化。
- 胡蘿蔔：富含維他命A、β-胡蘿蔔素，有助視力維護。
- 糯米酒：行氣活血，強化眼部氣血。
- 魚肉：富含Omega-3、DHA，可減少發炎，有益眼睛血管健康。

芍藥甘草，讓你丟掉拐杖，健步如飛！

12 走路無力、常抽筋……，維持好骨力只需這樣吃

保養腿部，
按摩穴道來回導引，
可防退化，痠疼，
同時通筋暢骨。

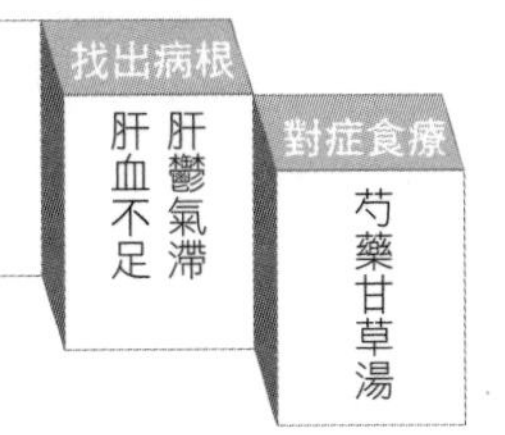

「唉唷喂呀，大腿無力，走路東倒西歪！」

老化不是病，相關退化症狀，卻讓人無福消受，特別是皺紋、脫髮、老花、白內障、記憶力衰退，以及走路無力、骨質疏鬆等，讓人不認老也不行。

養肝，對症才是王道

「有一種動物，小時候四條腿，長大兩條腿，老了三條腿？」答案是人類！為什麼老後會變成三條腿，正是因為多了拐杖。

年過五十之後，身高卻變矮？其實出在骨質疏鬆，需要保鈣補鈣。然而就單純的經常性小腿抽筋，以及走路施力困難，中醫臨床辯證為肝鬱氣滯，因情緒緊張、過度緊繃而造成。

張仲景《傷寒論》曾提出「腳攣急」之方，即為芍藥甘草湯，可緩解肝血不足、血不養筋所帶來的抽筋問題，藉由食膳柔肝舒筋，抗炎鎮痛，即能輕鬆丟掉拐杖，重回兩條腿行列。

中醫 養肝法

中國古老諺語：「外練筋骨皮，內練一口氣。」可知筋骨、氣脈會影響行走的安穩，以下針對幾處保養腿部的穴道，每日按壓八穴道來回導引二十分鐘，可降低腿部退化、痠疼，同時通暢舒筋。

- 鶴頂穴：膝上方，髕骨上方中間凹陷處。
- 陰陵泉穴：小腿內側，脛骨內側。
- 足三里穴：膝蓋下緣外側凹陷處，直下三寸（約四指寬）。
- 陽陵泉穴：小腿外側，脛骨頭與腓骨頭連線，兩骨往下方畫一正三角形，中間的交點處。
- 風市穴：直立時，手掌自然併攏垂下於大腿外，中指所指即是。
- 承山穴：小腿後正中間，尖角狀的凹陷處。
- 崑崙穴：足外側偏後方。
- 解溪穴：足背與小腿交界處的橫紋中央凹陷處。

承山穴

鶴頂穴
陽陵泉穴
陰陵泉穴
足三里穴
解溪穴

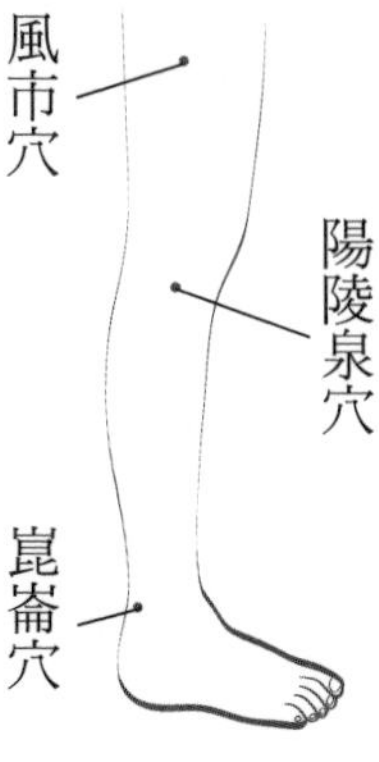

養肝回復法，護肝這樣吃！

長養身體，打好根基，當老化警鐘敲響也不怕

中醫理論強調「藥食同源」，講求「天人合一」，順天應人，關照身體各處，顧好五臟六腑，就能健康過好日！

長養身體，打好根基，當老化警鐘敲響也不怕，藉由以下湯飲、食膳等「柔肝養血」，正是保肝關鍵！

73

冰糖河蚌靈芝飲

食材＼蚌肉兩百克，靈芝二十克，冰糖六十克。

做法＼河蚌去殼取肉，洗淨切小塊。靈芝放入陶鍋，加水燉煮一個小時，加入蚌肉續煮軟爛，最後放入冰糖即可。

功效＼消脂降壓，改善肝功能。

食用宜忌＼過敏體質和胃寒者忌食河蚌。虛寒體質、器官移植者勿食靈芝。

74

香芹燴筍菇

食材＼芹菜五十克，玉米筍五十克，香菇三十克。

做法＼香菇用水泡軟，玉米筍和芹菜切片，熱鍋下油，炒熟即可。

功效＼降血壓，消血脂。

食用宜忌＼脾胃虛寒、腸滑不固、低血壓、婚育期男士忌食。

75

蟲草煲鮮鴨

**食材 ** 鴨一隻，冬蟲夏草十條，薑、蔥各十克，黃酒二十克，食鹽、胡椒粉各適量。

**做法 ** 鴨子除去內臟，洗淨，放入沸水中川燙兩分鐘，再置於涼水沖洗；蟲草沖掉泥沙髒物；薑、蔥切好備用；將蟲草、薑蔥一起填入鴨腹後，加熱湯放入陶鍋，密封燉煮兩個小時，調味即成。

**功效 ** 補肝護心，滋補脾胃，恢復體力。

**食用宜忌 ** 感冒忌食。

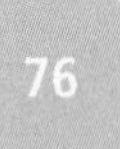

番茄蘿蔔豆腐煲

**食材 ** 豆腐兩塊，黑木耳、豌豆、胡蘿蔔等各二十克，番茄一百克，蔥薑適量。

**做法 ** 豆腐、番茄切塊，油滾下鍋，黑木耳、豌豆、胡蘿蔔先爆炒，放入番茄和豆腐，加入適量清水，悶煮十五分鐘即可。

**功效 ** 疏肝解鬱，活血去淤。

**食用宜忌 ** 脾胃虛寒者忌食。

77

佛手海藻粥

食材＼ 粳米一百克，海藻二十克，佛手十克，紅糖適量。

做法＼ 佛手用適量水煎煮去渣，再加入海帶、粳米、紅糖煮成粥，即成。

功效＼ 疏肝解鬱，活血去淤。

食用宜忌＼ 陰虛體熱忌食佛手。脾胃虛寒忌食海藻。

78

排骨豬蹄湯

食材＼ 豬蹄三隻，排骨五百克，公雞骨架三百克，白菜一百克，鹽、薑、米酒、蝦米各適量。

做法＼ 豬蹄、排骨和雞骨架洗淨，放入陶鍋，加水燒至沸騰，後放薑、米酒等，開大火煮至乳白色，最後放入泡發蝦米和切段白菜，起鍋前用鹽調味，即可。

功效＼ 補血通乳，生化血氣。

食用宜忌＼ 感冒、高膽固醇忌食。

通草鮮魚豬蹄湯

食材 鯽魚一條，通草三十克，豬蹄一隻，鹽、雞精、薑、米酒、胡椒粉各適量。

做法 陶鍋加適量清水煮開，放入豬蹄、鯽魚、通草、鹽、胡椒粉、薑片等，煮至魚肉和豬蹄爛熟，即可。

功效 補血通乳，生化血氣。

食用宜忌 氣血兩虛、孕婦忌食。

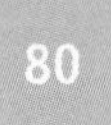

木瓜杏仁鰍魚盅

食材 鰍魚兩條，木瓜一個，杏仁十顆，蜜棗六枚，薑、油、鹽各適量。

做法 木瓜洗淨，去核去皮，切成塊狀，鰍魚洗淨，入熱鍋中煎至熟透盛盤。將煎好的鰍魚、薑片、杏仁、蜜棗一起放入沸水，採小火慢煲一小時，最後放入木瓜，燉煮三十分，起鍋時調入鹽即成。

功效 補血通乳，生化血氣。

食用宜忌 木瓜中含番木瓜鹼，對人體有微毒性，孕婦、過敏體質不宜多吃。

81

當歸生薑羊肉湯

食材\ 當歸二十五克，羊肉五百克，生薑十五克，蔥、鹽各適量。

做法\ 生薑和當歸煎汁兩百毫升，備用，羊肉洗淨切塊，用沸水川燙兩分鐘，放入陶鍋，加入適量水燉煮，文火煮至羊肉爛熟，加入生薑和當歸的汁液，起鍋前調入鹽、蔥花，即成。

功效\ 養氣理血，補虛溫肝。

食用宜忌\ 發燒、上火、喉炎者忌食。

82

甘草百合蓮棗湯

食材＼乾蓮子三十克、紅棗十枚、甘草五克、乾百合二十克、粳米五十克。

做法＼先將甘草包裹在紗布之中，蓮子、紅棗用溫水浸泡半小時，再與甘草紗布一同放入陶鍋，加水煮至蓮子半熟，取出甘草紗包，再放入粳米、紅棗，開大火煮沸，最後放入百合，改文火煮爛，起鍋時可放入少量冰糖調味。

功效＼抑制大腦中樞興奮，改善心煩氣躁。

食用宜忌＼濕濁內盛、心火亢盛不宜此方。甘草不宜長期食用，易引起水腫、高血壓。

83

麥香紅棗飲

食材\ 甘草十五克、小麥四十克、紅棗十五克。

做法\ 甘草、小麥、紅棗一起放入鍋中，加入兩碗水，煎成一碗水。一個星期為一個療程，一日一碗。

功效\ 和肝氣，養心氣，補養心肺。

食用宜忌\ 痰濕、體熱、糖尿病、月經期忌食紅棗。

84

枸杞酒

食材\ 枸杞一百克、白酒三百克。

做法\ 枸杞洗淨泡軟，放於容器，加入白酒，浸泡十天至一個月。每日飲用一小杯。

功效\ 消除疲勞，促進血液循環，防止細胞衰老。

食用宜忌\ 腹瀉、發炎，感冒、發燒、高血壓忌食。

85

枸杞鮮粥

食材＼ 枸杞、水、白米。

做法＼ 將白米洗淨，陶鍋放入適量水，再放入枸杞，煮爛即成，可依口味加入白糖。

功效＼ 消除疲勞，促進血液循環，防止細胞衰老。

食用宜忌＼ 腹瀉、發炎，感冒、發燒、高血壓忌食。

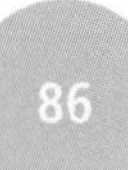

86

杜仲豬腰湯

食材＼ 杜仲三十克、豬腰一個，鹽、醬油各適量。

做法＼ 豬腰洗淨，和杜仲放入碗中調味，再放入蒸鍋蒸熟，起鍋後只吃豬腰。一週一回，四週一個療程。

功效＼ 解毒護肝，防止肝細胞受損。

食用宜忌＼ 感冒、低血壓、陰虛火旺忌食。

87

鯽魚燴紫菜

食材 鯽魚一條，紫菜五十克，薑、蔥適量。

做法 鯽魚下鍋煎至半熟，加入適量泡軟，放入紫菜，悶煮一小時即成。

功效 活腦補腎，提升記憶力。

食用宜忌 甲狀腺亢進、孕婦、哺乳期忌食海帶、紫菜。

88

護眼蔬果飲

食材 枸杞三十克，奇異果三顆，大番茄兩顆，蘋果一顆，香蕉一條，藍莓二十克，桑葚十克，胡蘿蔔一條，檸檬半顆去皮，包心菜，芹菜葉各十克，薄荷葉三片，薑片適量。

做法 上述食材洗淨切段切塊，放入果汁機，倒入適量水，打成汁即成。

功效 養肝明目，促進眼球血路暢通。

食用宜忌 一般人皆可食用。

養目堅果奶

食材 牛奶或無糖豆漿三百 CC，堅果（腰果、杏仁、核桃等各十克）。

做法 先將堅果磨成粉末，加入豆漿或牛奶中，隔水加熱即成。

功效 養肝明目，促進眼球血路暢通。

食用宜忌 腹瀉、喉炎、腎臟病患及過敏者忌食。

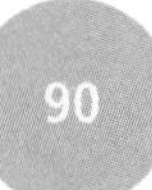

亮眼枸杞糙米湯

食材 糙米糙米一百克，小米五十克，紅豆二十克，海帶，紫菜，香菇各五克，熟蛋黃一顆。

做法 糙米、小米、紅豆分別浸泡半小時後，一起放入陶鍋，加適量水熬煮，最後加入海帶、紫菜、香菇，即成，食用前，拌入碎蛋黃。

功效 養肝明目，行氣活血。

食用宜忌 肝火旺盛者忌食。

91

冬筍炒雞肝

食材\ 雞肝兩百五十克，冬筍六十克，薑，蔥適量。

做法\ 雞肝切片，冬筍切絲，和生薑放入鍋內爆炒十分鐘，最後放入蔥段，稍炒片刻，即成。

功效\ 養肝明目，行氣活血。

食用宜忌\ 胃熱內盛、消化不良、大便溏薄者忌食。

92

芍藥甘草湯

食材\ 伸筋草十克，木瓜十克，炮附子十克，蘇梗六克，白芍二十克，甘草二十克。

做法\ 所有材料用水煎服，可代茶飲用。

功效\ 柔肝舒筋，解熱抗炎，緩急止痛。

食用宜忌\ 有腎臟病或高血壓患者，恐會導致血壓上升，避免食用甘草。

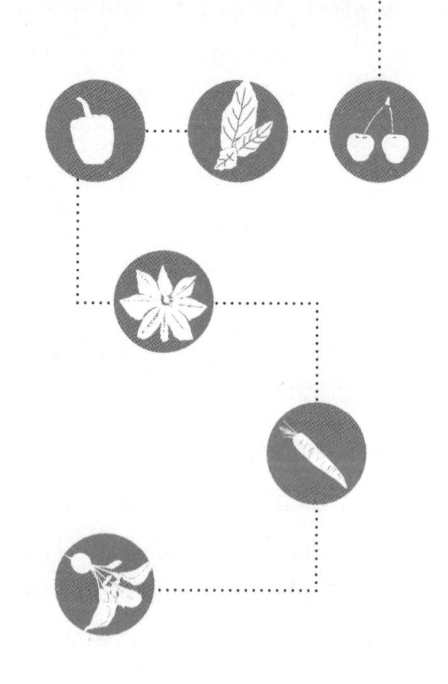

Part 4

不只結石，還會產生許多惱人症狀！

五大法則，遠離膽困擾！

《黃帝內經・六節藏象論》提出「凡十一藏，取決於膽」的養生命題，唯有膽氣通暢無礙，其他內臟器官功能，才能正常運作。

此外，「膽氣通於心」，心主宰人的精氣神，膽則起關鍵性的決斷作用，膽心相連，禍福相依，剛好應證了「心驚膽跳」的成語。

「膽為少陽春生之氣」，因為有了春生之氣，萬物得以蓬勃生長，人體得以健康發育。由此可知，養膽回春的重要！

01 膽囊炎痛起來要人命！常喝這個，輕鬆化解疼痛

膽氣不升，則飧泄腸澼，
不一而起。
喜吃生食，
當心染患急性膽囊炎。

找出病根：陽氣虧虛 膽功能異常

對症食療：玉米鬚茶飲

「肚子好疼！可是醫師又說不是胃病？」面色發白的小青，渾身冒汗發燙，而且心跳加速，看起來像是急性高燒。

膽囊炎，屬於一種膽道疾病，或因膽囊結石所致的膽功能異常，上腹部或右上腹疼痛，是最為常見的症狀，其他可能伴有噁心、嘔吐、食慾不振、黃疸和體溫升高等。

壯膽，對症才是王道

「唉唷，我到底生什麼病？」發高燒掛急診的輝哥，由於查不出病因，經腹部超音波檢查後，才得知是急性膽囊炎，後來深入問診，才知他日前才吃了生魚片，不小心把細菌吃下肚！

喜愛吃生食的朋友，千萬要特別小心，同時應避免攝取過多膽固醇，採取少量多餐，忌濃茶、咖啡等刺激性食物。

休養期間，暫時可喝流質湯粥，平日烹煮玉米鬚煮茶，代水飲用，可防治膽囊炎。

《黃帝內經・六節藏象論》：「凡十一臟者，皆取決于膽也。夫膽者，少陽春生之氣，春氣升則萬化安，故膽氣春升，則餘臟從之；膽氣不升，則飧泄腸澼，不一而起。此病從脾胃生者三也。」

當膽氣順暢，其他內臟器官的功能，就會跟著正常作用！

中醫
護膽法

膽心大連線！你是無膽又沒心的人嗎？

《黃帝內經》：「膽氣通於心」，心主宰人的精氣神，膽則起關鍵性的決斷作用，因此，剛好應證了「心驚膽跳」的成語，膽心相連，若是膽囊不慎發炎，將導致膽氣內鬱，連帶使精血虧虛、心血凝滯，引發一連串「膽心綜合症候群」，諸如心悸、心絞痛、心律不整，以及心肌梗塞等。

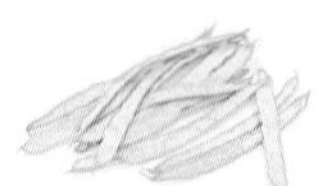
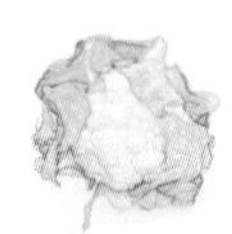
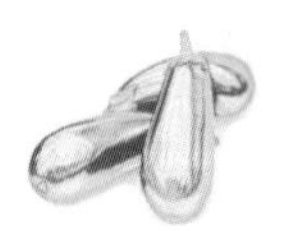

乖乖照著做，你也是一個有膽的人！

02

這樣吃，結石bye bye

肝主疏泄，膽重通降。
肝和膽互為對應，
一如成語「肝膽相照」，

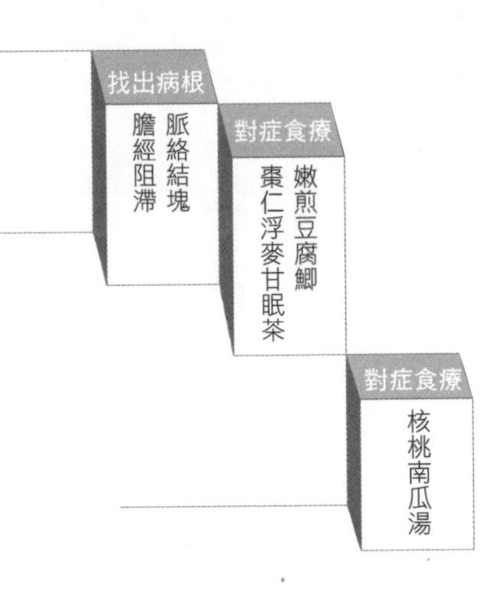

「嚇死我了，尿尿後馬桶竟然有血！」

「痛—痛—痛—痛——，難道非得切除膽囊，才能一勞永逸？」

為了揮別那反覆發作的殘酷惡夢，一些罹患膽結石的人，最後都選擇開刀，成為「無膽人」！

壯膽，對症才是王道

「通則不痛，痛則不通！」就中醫來看，膽結石其實是脈絡結塊引致，加上長期膽經鬱結，阻滯不暢，在膽囊、腎臟或膀胱形成沙石，造成排尿困難和肚腹絞痛。

膽結石的相關併發症，還有黃疸、肝異常、膽囊炎、胰臟炎、膽囊癌等，不可不慎！

「肝主疏泄，膽重通降。」肝和膽互為對應，一如成語「肝膽相照」，肝臟分泌膽汁，經膽管運行儲藏，一旦我們開始進食，膽汁就會流入腸道進行消化吸收，肝膽密切合作之下，主宰著人體的代謝、排毒和輸送等機制，若是有所阻礙，勢必造成身體危害，有膽病波及肝，有肝病易害膽。

中醫
護膽法

小小一顆核桃，竟然可以預防膽結石？

核桃含有豐富的亞麻油酸，能抑制體內膽固醇，降低膽汁中膽固醇的濃度，防治膽結石生成。其中的不飽和脂肪酸，有利膽結石分解排出。

除此之外，南瓜、生薑、黑木耳也有利膽、抑制膽結石的功效。

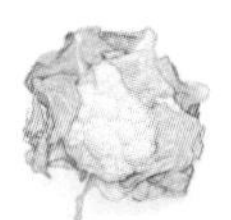

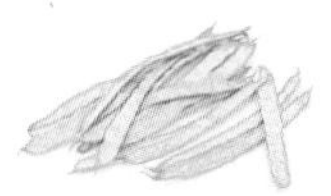

容易「脂瀉」，小心胰臟炎上身！

03

胰臟炎真的很痛苦！改變「三個」原因，有效預防胰臟炎！

拒絕細胞癌化，
先從預防發炎做起。
戒酒斷菸，清淡飲食，
保持正常作息與適當運動。

找出病根
疏泄不暢
膽結石併發症

對症食療
雙仁粥
椒仁陳皮鮮魚羹

「我是得了消瘦症嗎？」長期日夜顛倒的俊傑，這兩個月來吃多瀉多，而且持續消瘦下去，每吃到油葷、高脂肪的食物更會腹瀉！

天冷大嗑麻辣鍋的曉慧，才吃完沒多久，就感到腸胃嚴重不適，產生劇烈疼痛後緊急就醫，被診斷為急性胰臟炎。

壯膽，對症才是王道

胰臟介於十二指腸與脾臟之間，兼具內分泌、外分泌功能的器官，胰臟發炎，是個不容易被察覺的疾病，當惡化為胰臟癌，早期大部分也都沒有症狀，經常為人們所疏忽，延誤治療黃金時間。

避免癌化，先從預防發炎做起。除了高血脂，酗酒、高血鈣或罹患膽結石，都容易引發胰臟炎。體內的三酸甘油酯過高，還會造成脂肪肝。因此，飲食宜清淡，避免暴飲暴食，採取少量多餐，戒酒斷菸，減少肥膩食材，胰臟才有好轉的契機！

中醫
護膽法

現代周處除三惡，還我健康胰臟！

儘管一般胰臟炎屬輕微症狀，然而當急性胰臟炎發作，絞痛感甚至延伸至背部，嚴重還恐會致命。以下三種原因，務必根除：

- 酒精：代謝產物傷害胰臟細胞，造成胰臟發炎。
- 膽結石：膽管、膽道受到結石卡住洞口，致生發炎。
- 三酸甘油酯：脂肪酸傷害胰臟細胞，導致胰臟發炎。

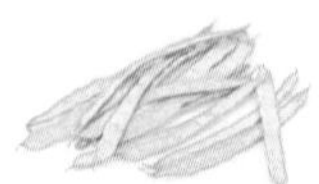
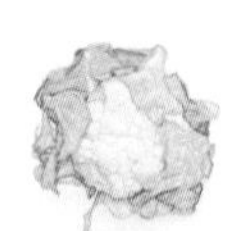
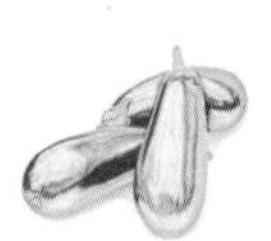

膽為少陽春生之氣，膽穩固了，身體就健康！

04

小朋友每天晚上尿床，原來是膽囊不好！

孩童臟腑嬌嫩，無膽易受驚，
入睡後膀胱失守，
一不小心就尿溼褲襠。

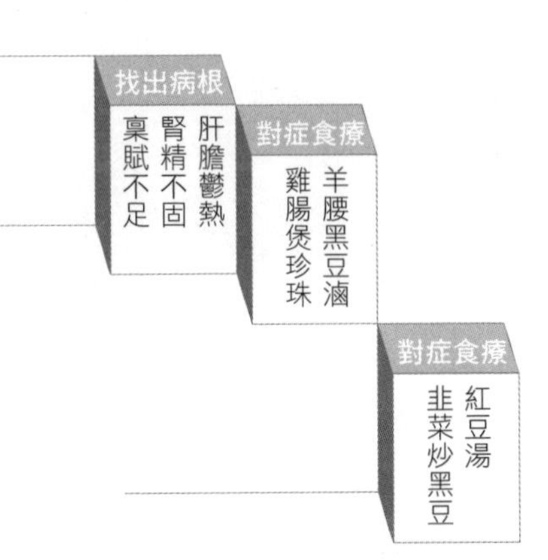

「怎麼辦？床單又濕了一大塊！」已經升上小學二年級的彬彬，一早發現自己又尿床了，不知該把棉被藏到哪裡去，才不會被媽媽發現？

遺尿，經常出現在發育未健全的孩子身上。

《黃帝內經》指出：「膽為少陽春生之氣」，也因為有了春生之氣，萬物得以蓬勃生長，人體臟腑得以健康發育。由此可知，養膽的重要！

壯膽，對症才是王道

「你今天尿床了嗎？」可以說是媽媽們買菜閒餘的話題，談笑中其實帶有深深的憂慮。

由於小孩「臟腑嬌嫩」，容易受驚嚇、無膽，輕微的風寒都可能侵擾害病，根據中醫病理診斷，尿遺分為原發和續發兩種，起因在於腎精不固、肝經鬱熱，導致膀胱失守，夢中一有風吹草動，就夜濕漏尿。

平日忌生冷食物之外，藉由食膳調養，可固先天稟賦不足，以及補強後天營養失衡。

中醫
護膽法

補腎養氣，夜裡不再受驚漏尿！

腎氣虧虛、肝經鬱熱、膽火暢旺，容易造成中氣下陷、膀胱失守，夜裡輾轉一不小心就會尿濕褲襠。因此，以下幾種固本培元的食材，有助壯膽固澀：

- 韭菜：溫補固澀。
- 黑豆：正氣收斂。
- 羊腰：補足腎氣。
- 赤小豆、薏仁：利水利尿。
- 銀耳、豆腐：緩解肝熱膽燥。

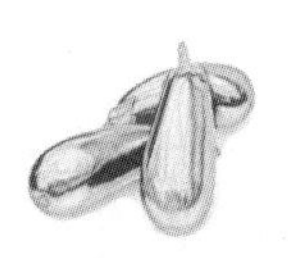
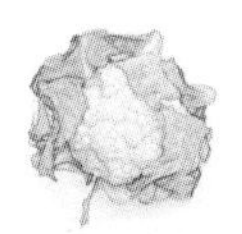

05 小心，膽道藏蛔蟲！中醫教你殺蟲又顧膽

《本草綱目》：
烏梅能止咳滑痰，殺蟲去疤。
性溫味酸澀的果實，
具生津、止渴、斂肺、
澀腸、安蛔蟲等功效。

找出病根
寄生蟲感染
膽道蛔蟲症

對症食療
烏梅湯
香煎絲瓜子

「哇！我的肚子好痛啊！」才五歲的樺敏，最近老是咬指甲、摳肚臍眼，喊著肚子疼，媽媽一時之間不知如何是好。

食慾降低、肚腹發疼，症狀反覆上演。

壯膽，對症才是王道

蛔蟲病，一種經由寄生蟲所導致的疾病，通常是吃進遭受汙染的水或食物，而患上此疾。

「小心病從口入！」雖然是句老生常談，卻是不折不扣的真理。舉凡飯前不洗手，喜歡咬手指、摳鼻孔等不良習慣，容易不小心就罹患蛔蟲症！

當幼蟲孵化後，會穿腸壁進到肺泡，此時，因氣管受刺激產生反射性咳嗽，再將幼蟲送入至咽喉而吞入肚子。自此寄居人體小腸的蟲子，引發膽道蛔蟲症、胰臟炎、闌尾炎等多種消化性疾病。

俗稱「消食蟲」的蛔蟲，攝取腸內半消化食物，因而容易導致兒童營養不良，這種症狀又叫「疳積」。

中醫
護膽法

除了生津止渴，烏梅還可打蛔蟲！

《本草綱目》記載，烏梅能止咳滑痰，並可殺蟲，去頭面之疤。性溫味酸澀的烏梅，具有生津、止渴、斂肺、澀腸、安蛔蟲等功效，可說是個健康的寶物！染患膽道蛔蟲症的小孩，可以開心地多食烏梅，就能輕鬆打落一堆蛔蟲囉。

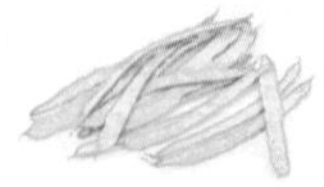
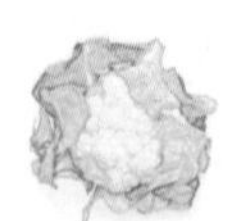
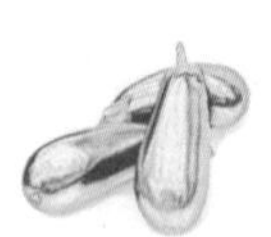

有膽病波及肝，有肝病易害膽。

好膽回復法，壯膽這樣吃！

養膽可回春，護膽助心肝，「肝主疏泄，膽重通降。」肝膽互相對應，一如成語「肝膽相照」，肝膽密切合作之下，主宰著人體的代謝、排毒和輸送等機制，若是有所阻礙，勢必造成身體危害，有膽病波及肝，有肝病易害膽。

藉由以下湯飲、食膳等進行調養，正是壯膽關鍵！

玉米鬚冬瓜飲

食材＼玉米鬚四十克，冬瓜二十克，適量熱水。

做法＼玉米鬚清淨，用開水沖泡，悶蓋十分鐘即可；或是和冬瓜一起煎煮，直至冬瓜軟爛入味即成，去鬚飲湯水，平日可代茶飲用。

功效＼平肝利膽，利尿消腫。

食用宜忌＼體虛者少食玉米鬚。脾胃虛弱、腎臟虛寒、陽虛肢冷者忌食冬瓜。

嫩煎豆腐鯽

食材＼鯽魚一尾，豆腐一塊（約兩百五十克），菜心六十克，薑、蔥各適量。

做法＼熱鍋，放入薑、蔥爆香，再放入鯽魚，待魚煎至金黃，撒入適量米酒，陸續放入切段菜心，切塊豆腐，倒入適量高湯（漫過食材），慢火燉煮二十分鐘，待湯汁呈乳白色，即成。

功效＼利膽消阻、抑制膽結石生成。

食用宜忌＼感冒、發熱者忌食。

95

棗仁浮麥甘眠茶

食材 酸棗仁十二克，浮小麥四十克，炙甘草一點五錢、百合六克、薰衣草十克，煮水一千五百 C.C.。

做法 將上述食材放入陶鍋（壺），燉煮（悶泡）二十分鐘即成。

功效 膽經保養，助眠。

食用宜忌 陰虛火旺之失眠者忌食。

96

椒仁陳皮鮮魚羹

食材 蓽茇（胡椒科成熟果穗）、砂仁（薑科果實）、陳皮各十五克，鯽魚一條，胡椒十二克，蔥、蒜各適量。

做法 鯽魚去內臟洗淨，把所有食材和蔥蒜裝入魚腹，放入陶鍋燉煮，即成美味魚羹。

功效 理氣止痛，固腸保胃，有助疏泄。

食用宜忌 脾胃燙熱者忌食。

97

雙仁粥

食材\ 粳米一百克，薏苡仁三十五克，春砂仁七克。

做法\ 粳米、薏苡仁洗淨，放入陶鍋加適量清水，熬煮成粥，最後放入紗布包裹的春砂仁，燉煮六分即可關火。

功效\ 調氣理息，緩解胰臟纖維化。

食用宜忌\ 本食療力緩，宜多服久服。脾虛無濕、大便燥結、孕婦忌食。

98

羊腰黑豆滷

食材\ 黑豆三十克，羊腰一顆。

做法\ 羊腰切薄片，和黑豆一起放入陶鍋，加入適量清水，燉煮一個小時，即成。

功效\ 補腎固膽，化鬱解熱。

食用宜忌\ 不宜多食黑豆，消化不易。

雞腸煲珍珠

食材\ 雞腸三百克，珍珠草二十克。

做法\ 雞腸洗淨切小段，和珍珠草一起放入陶鍋，加水煮熟，最後除去藥渣，即可服用。

功效\ 溫補固澀，健脾補腎。

食用宜忌\ 孕婦及陰虛火旺者不宜。

香煎絲瓜子

食材\ 黑色絲瓜子五十克。

做法\ 黑色絲瓜子洗淨，待鍋熱隨即放入快炒，煎至香脆，即可起鍋。除去外殼，空腹食用。

功效\ 除熱，利水，利便，除熱。

食用宜忌\ 腳氣、虛脹、脾胃虛弱、孕婦，忌食絲瓜子。

國家圖書館出版品預行編目 (CIP) 資料

肝膽排毒不吃藥：100 道保肝壯膽安心食療 / 陳品洋編著.
-- 第一版. -- 臺北市：博思智庫，民 105.08　面；公分
ISBN 978-986-92988-4-1（平裝）
1. 中醫治療學 2. 肝膽系病證 3. 食療

413.344　　105013218

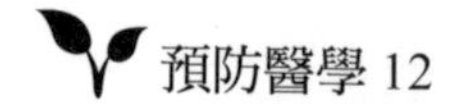

肝膽排毒不吃藥

100 道保肝壯膽安心食療

編　　著｜陳品洋
執行編輯｜吳翔逸
專案編輯｜胡梭
美術設計｜蔡雅芬
行銷策劃｜李依芳

發 行 人｜黃輝煌
社　　長｜蕭艷秋
財務顧問｜蕭聰傑
出 版 者｜博思智庫股份有限公司
地　　址｜104 台北市中山區松江路 206 號 14 樓之 4
電　　話｜(02) 25623277
傳　　真｜(02) 25632892

總 代 理｜聯合發行股份有限公司
電　　話｜(02)29178022
傳　　真｜(02)29156275

印　　製｜永光彩色印刷股份有限公司
定　　價｜320 元
第一版第一刷　中華民國 105 年 08 月

ISBN 978-986-92988-4-1

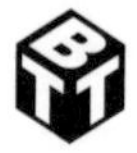

博思智庫股份有限公司
博思智庫粉絲團　Facebook.com/broadthinktank